中国古医籍整理丛书

脉经直指

明·方谷 著

李文林 周 卫 校注

中国中医药出版社

·北 京·

图书在版编目（CIP）数据

脉经直指/（明）方谷著；李文林，周卫校注．—北京：中国中医药出版社，2015.12（2020.11重印）
（中国古医籍整理丛书）
ISBN 978-7-5132-3010-0

Ⅰ.①脉…　Ⅱ.①方…　②李…　③周…　Ⅲ.①脉诊-中国-明代　Ⅳ.①R241.2

中国版本图书馆 CIP 数据核字（2015）第 298480 号

中 国 中 医 药 出 版 社 出 版
北京经济技术开发区科创十三街 31 号院二区 8 号楼
邮政编码　100176
传真　010 64405750
廊坊市祥丰印刷有限公司印刷
各地新华书店经销
＊
开本 710×1000　1/16　印张 6.5　字数 36 千字
2015 年 12 月第 1 版　2020 年 11 月第 2 次印刷
书　号　ISBN 978-7-5132-3010-0
＊
定价　20.00 元
网址　www.cptcm.com

如有印装质量问题请与本社出版部调换（010-64405510）
版权专有　侵权必究
社长热线　010 64405720
购书热线　010 64065415　010 64065413
微信服务号　zgzyycbs
书店网址　csln.net/qksd/
官方微博　http：//e.weibo.com/cptcm
淘宝天猫网址　http：//zgzyycbs.tmall.com

前　言

中医药古籍是传承中华优秀文化的重要载体，也是中医学传承数千年的知识宝库，凝聚着中华民族特有的精神价值、思维方法、生命理论和医疗经验，不仅对于传承中医学术具有重要的历史价值，更是现代中医药科技创新和学术进步的源头和根基。保护和利用好中医药古籍，是弘扬中国优秀传统文化、传承中医学术的必由之路，事关中医药事业发展全局。

1949 年以来，在政府的大力支持和推动下，开展了系统的中医药古籍整理研究。1958 年，国务院科学规划委员会古籍整理出版规划小组在北京成立，负责指导全国的古籍整理出版工作。1982 年，国务院古籍整理出版规划小组召开全国古籍整理出版规划会议，制定了《古籍整理出版规划（1982—1990）》，卫生部先后下达了两批 200 余种中医古籍整理任务，掀起了中医古籍整理研究的新高潮，对中医文化与学术的弘扬、传承和发展，发挥了极其重要的作用，产生了不可估量的深远影响。

2007 年《国务院办公厅关于进一步加强古籍保护工作的意见》明确提出进一步加强古籍整理、出版和研究利用，以及

"保护为主、抢救第一、合理利用、加强管理"的方针。2009年《国务院关于扶持和促进中医药事业发展的若干意见》指出，要"开展中医药古籍普查登记，建立综合信息数据库和珍贵古籍名录，加强整理、出版、研究和利用"。《中医药创新发展规划纲要（2006—2020）》强调继承与创新并重，推动中医药传承与创新发展。

2003~2010年，国家财政多次立项支持中国中医科学院开展针对性中医药古籍抢救保护工作，在中国中医科学院图书馆设立全国唯一的行业古籍保护中心，影印抢救濒危珍本、孤本中医古籍1640余种；整理发布《中国中医古籍总目》；遴选351种孤本收入《中医古籍孤本大全》影印出版；开展了海外中医古籍目录调研和孤本回归工作，收集了11个国家和2个地区137个图书馆的240余种书目，基本摸清流失海外的中医古籍现状，确定国内失传的中医药古籍共有220种，复制出版海外所藏中医药古籍133种。2010年，国家财政部、国家中医药管理局设立"中医药古籍保护与利用能力建设项目"，资助整理400余种中医药古籍，并着眼于加强中医药古籍保护和研究机构建设，培养中医古籍整理研究的后备人才，全面提高中医药古籍保护与利用能力。

在此，国家中医药管理局成立了中医药古籍保护和利用专家组和项目办公室，专家组负责项目指导、咨询、质量把关，项目办公室负责实施过程的统筹协调。专家组成员对古籍整理研究具有丰富的经验，有的专家从事古籍整理研究长达70余年，深知中医药古籍整理研究的重要性、艰巨性与复杂性，履行职责认真务实。专家组从书目确定、版本选择、点校、注释等各方面，为项目实施提供了强有力的专业指导。老一辈专家的学术水平和智慧，是项目成功的重要保证。项目承担单位山东中医药大学、南京中医药大学、上海中医药大学、福建中医药大学、浙江省中医药研究院、陕西省中医药研究院、河南省中医药研究院、辽宁中医药大学、成都中医药大学及所在省市中医药管理部门精心组织，充分发挥区域间互补协作的优势，并得到承担项目出版工作的中国中医药出版社大力配合，全面推进中医药古籍保护与利用网络体系的构建和人才队伍建设，使一批有志于中医学术传承与古籍整理工作的人才凝聚在一起，研究队伍日益壮大，研究水平不断提高。

本着"抢救、保护、发掘、利用"的理念，该项目重点选择近60年未曾出版的重要古医籍，综合考虑所选古籍的保护价值、学术价值和实用价值。400余种中医药古籍涵盖了医经、基础理论、诊法、伤寒金匮、温病、本草、方书、内科、外科、女科、儿科、伤科、眼科、咽喉口齿、针灸推拿、养生、医案医话医论、医史、临证综合等门类，跨越唐、宋、金元、明以迄清末。全部古籍均按照项目办公室组织完成的行业标准《中医古籍整理规范》及《中医药古籍整理细则》进行整理校注，绝大多数中医药古籍是第一次校注出版，一批孤本、稿本、抄本更是首次整理面世。对一些重要学术问题的研究成果，则集中收录于各书的"校注说明"或"校注后记"中。

"既出书又出人"是本项目追求的目标。近年来，中医药古籍整理工作形势严峻，老一辈逐渐退出，新一代普遍存在整理研究古籍的经验不足、专业思想不坚定等问题，使中医古籍整理面临人才流失严重、青黄不接的局面。通过本项目实施，搭建平台，完善机制，培养队伍，提升能力，经过近5年的建设，锻炼了一批优秀人才，老中青三代齐聚一堂，有效地稳定了研究队伍，为中医药古籍整理工作的开展和中医文化与学术的传承提供必备的知识和人才储备。

本项目的实施与《中国古医籍整理丛书》的出版，对于加强中医药古籍文献研究队伍建设、建立古籍研究平台，提高古籍整理水平均具有积极的推动作用，对弘扬我国优秀传统文化，推进中医药继承创新，进一步发挥中医药服务民众的养生保健与防病治病作用将产生深远影响。

第九届、第十届全国人大常委会副委员长许嘉璐先生，国家卫生计生委副主任、国家中医药管理局局长、中华中医药学会会长王国强先生，我国著名医史文献专家、中国中医科学院马继兴先生在百忙之中为丛书作序，我们深表敬意和感谢。

由于参与校注整理工作的人员较多，水平不一，诸多方面尚未臻完善，希望专家、读者不吝赐教。

国家中医药管理局中医药古籍保护与利用能力建设项目办公室

二〇一四年十二月

许 序

"中医"之名立，迄今不逾百年，所以冠以"中"字者，以别于"洋"与"西"也。慎思之，明辨之，斯名之出，无奈耳，或亦时人不甘泯没而特标其犹在之举也。

前此，祖传医术（今世方称为"学"）绵延数千载，救民无数；华夏屡遭时疫，皆仰之以度困厄。中华民族之未如印第安遭染殖民者所携疾病而族灭者，中医之功也。

医兴则国兴，国强则医强。百年运衰，岂但国土肢解，五千年文明亦不得全，非遭泯灭，即蒙冤扭曲。西方医学以其捷便速效，始则为传教之利器，继则以"科学"之冕畅行于中华。中医虽为内外所夹击，斥之为蒙昧，为伪医，然四亿同胞衣食不保，得获西医之益者甚寡，中医犹为人民之所赖。虽然，中国医学日益陵替，乃不可免，势使之然也。呜呼！覆巢之下安有完卵？

嗣后，国家新生，中医旋即得以重振，与西医并举，探寻结合之路。今也，中华诸多文化，自民俗、礼仪、工艺、戏曲、历史、文学，以至伦理、信仰，皆渐复起，中国医学之兴乃属必然。

迄今中医犹为国家医疗系统之辅，城市尤甚。何哉？盖一则西医赖声、光、电技术而于 20 世纪发展极速，中医则难见其进。二则国人惊羡西医之"立竿见影"，遂以为其事事胜于中医。然西医已自觉将入绝境：其若干医法正负效应相若，甚或负远逾于正；研究医理者，渐知人乃一整体，心、身非如中世纪所认定为二对立物，且人体亦非宇宙之中心，仅为其一小单位，与宇宙万象万物息息相关。认识至此，其已向中国医学之理念"靠拢"矣，虽彼未必知中国医学何如也。唯其不知中国医理何如，纯由其实践而有所悟，益以证中国之认识人体不为伪，亦不为玄虚。然国人知此趋向者，几人？

国医欲再现宋明清高峰，成国中主流医学，则一须继承，一须创新。继承则必深研原典，激清汰浊，复吸纳西医及我藏、蒙、维、回、苗、彝诸民族医术之精华；创新之道，在于今之科技，既用其器，亦参照其道，反思己之医理，审问之，笃行之，深化之，普及之，于普及中认知人体及环境古今之异，以建成当代国医理论。欲达于斯境，或需百年欤？予恐西医既已醒悟，若加力吸收中医精粹，促中医西医深度结合，形成 21 世纪之新医学，届时"制高点"将在何方？国人于此转折之机，能不忧虑而奋力乎？

予所谓深研之原典，非指一二习见之书、千古权威之作；就医界整体言之，所传所承自应为医籍之全部。盖后世名医所著，乃其秉诸前人所述，总结终生行医用药经验所得，自当已成今世、后世之要籍。

盛世修典，信然。盖典籍得修，方可言传言承。虽前此 50 余载已启医籍整理、出版之役，惜旋即中辍。阅 20 载再兴整理、出版之潮，世所罕见之要籍千余部陆续问世，洋洋大观。

今复有"中医药古籍保护与利用能力建设"之工程，集九省市专家，历经五载，董理出版自唐迄清医籍，都400余种，凡中医之基础医理、伤寒、温病及各科诊治、医案医话、推拿本草，俱涵盖之。

噫！璐既知此，能不胜其悦乎？汇集刻印医籍，自古有之，然孰与今世之盛且精也！自今而后，中国医家及患者，得览斯典，当于前人益敬而畏之矣。中华民族之屡经灾难而益蕃，乃至未来之永续，端赖之也，自今以往岂可不后出转精乎？典籍既蜂出矣，余则有望于来者。

谨序。

第九届、十届全国人大常委会副委员长

许嘉璐

二〇一四年冬

王 序

　　中医学是中华民族在长期生产生活实践中，在与疾病作斗争中逐步形成并不断丰富发展的医学科学，是中国古代科学的瑰宝，为中华民族的繁衍昌盛作出了巨大贡献，对世界文明进步产生了积极影响。时至今日，中医学作为我国医学的特色和重要医药卫生资源，与西医学相互补充、相互促进、协调发展，共同担负着维护和促进人民健康的任务，已成为我国医药卫生事业的重要特征和显著优势。

　　中医药古籍在存世的中华古籍中占有相当重要的比重，不仅是中医学术传承数千年最为重要的知识载体，也是中医为中华民族繁衍昌盛发挥重要作用的历史见证。中医药典籍不仅承载着中医的学术经验，而且蕴含着中华民族优秀的思想文化，凝聚着中华民族的聪明智慧，是祖先留给我们的宝贵物质财富和精神财富。加强对中医药古籍的保护与利用，既是中医学发展的需要，也是传承中华文化的迫切要求，更是历史赋予我们的责任。

　　2010 年，国家中医药管理局启动了中医药古籍保护与利用能力建设项目。这既是传承中医药的重要工程，也是弘扬优秀民族文化的重要举措，不仅能够全面推进中医药的有效继承和创新发展，为维护人民健康做出贡献，也能够彰显中华民族的璀璨文化，为实现中华民族伟大复兴的中国梦作出贡献。

相信这项工作一定能造福当今，嘉惠后世，福泽绵长。

国家卫生和计划生育委员会副主任

国家中医药管理局局长

中华中医药学会会长

王国强

二〇一四年十二月

马 序

新中国成立以来，党和国家高度重视中医药事业发展，重视古籍的保护、整理和研究工作。自1958年始，国务院先后成立了三届古籍整理出版规划小组，分别由齐燕铭、李一氓、匡亚明担任组长，主持制订了《整理和出版古籍十年规划（1962—1972）》《古籍整理出版规划（1982—1990）》《中国古籍整理出版十年规划和"八五"计划（1991—2000）》等，而第三次规划中医药古籍整理即纳入其中。1982年9月，卫生部下发《1982—1990年中医古籍整理出版规划》，1983年1月，中医古籍整理出版办公室正式成立，保证了中医古籍整理出版规划的实施。2002年2月，《国家古籍整理出版"十五"（2001—2005）重点规划》经新闻出版署和全国古籍整理出版规划领导小组批准，颁布实施。其后，又陆续制定了国家古籍整理出版"十一五"和"十二五"重点规划。国家财政多次立项支持中国中医科学院开展针对性中医药古籍抢救保护工作，文化部在中国中医科学院图书馆专门设立全国唯一的行业古籍保护中心，国家先后投入中医药古籍保护专项经费超过3000万元，影印抢救濒危珍、善、孤本中医古籍 1640 余种，开展了海外中医古籍目录调研和孤本回归工作。2010 年，国家财政部、国家中医药管理局安排国家公共卫生专项资金，设立了"中医药古籍保护与利用能力建设项目"，这是继 1982～1986 年第一批、第二批重要中医药古籍整理之后的又一次大规模古籍整理工程，重点整理新中国成立后未曾出版的重要古籍，目标是形成并普及规范的通行本、传世本。

为保证项目的顺利实施，项目组特别成立了专家组，承担咨询和技术指导，以及古籍出版之前的审定工作。专家组中的许多成员虽逾古稀之年，但老骥伏枥，孜孜不倦，不仅对项目进行宏观指导和质量把关，更重要的是通过古籍整理，以老带新，言传身教，培养一批中医药古籍整理研究的后备人才，促进了中医药古籍保护和研究机构建设，全面提升了我国中医药古籍保护与利用能力。

作为项目组顾问之一，我深感中医药古籍保护、抢救与整理工作的重要性和紧迫性，也深知传承中医药古籍整理经验任重而道远。令人欣慰的是，在项目实施过程中，我看到了老中青三代的紧密衔接，看到了大家的坚持和努力，看到了年轻一代的成长。相信中医药古籍整理工作的将来会越来越好，中医药学的发展会越来越好。

欣喜之余，以是为序。

中国中医科学院研究员

马继兴

二〇一四年十二月

校注说明

《脉经直指》是明代医家方谷所著。方谷（1508—?），钱塘（今浙江杭州）人，曾任钱塘医官。医术精湛，常与弟子讲解医理，多以《内经》及金元诸家为学术之本，其学术思想由其子方隅整理成《医林绳墨》八卷（1584 年）。另撰《本草纂要至宝》（又作《本草集要》）十二卷。

《脉经直指》成书于明万历二年（1574）间。作者研读脉学诸书，认为先贤所论之七表、八里、九道之脉，理虽精微入辟，然隐显莫测，初学之士难以掌握，所以在《脉经》所述之七表、八里、九道之脉理基础上，结合自己的临证经验总结出一套浅显易懂的理论体系，即"脉经直指论"，以便于初学者掌握。

一、底本与校本

据《中国中医古籍总目》记载，《脉经直指》版本凡三：一为明万历二年甲戌（1574）刻本，收藏于上海中医药大学（七卷，缺卷六、卷七）和中华医学会上海分会图书馆；二为清乾隆五十二年丁未（1787）李源抄本（四卷，附《脉诀理玄秘要》），收藏于中国中医科学院图书馆；三为天一阁博物馆（宁波）手抄本。比较上海中医药大学的残本和中华医学会上海分会图书馆七卷全本后，可以确认二者为同一刻本。清乾隆五十二年丁未（1787）李源抄本和天一阁博物馆（宁波）手抄本均破损严重，亟待修复，无法提供读者阅读，不能用作底本或校本。故选用中华医学会上海分会图书馆所藏明万历二年甲戌

（1574）刻本为本次整理的底本。以南京中医药大学图书馆所藏清光绪十七年辛卯（1897）池阳周学海刻本《脉经》十卷为他校本。

二、校注原则

1. 由于本书缺乏可供比对的不同版本，故采用本校、他校、理校之法，对底本和校本之间的差异（尤其是原文误、脱、衍、倒、错简、版蚀、疑义等）情况，采用校改、校补、校删、移正、并存、存疑的方式，出校记说明。底本采辑他书内容，文字多有省减，不失原意者，则保留原样不改。

2. 底本繁体字均改为规范简化字，并加标点。

3. 异体字一律径改，不出注。

4. 通假字保留，不常见的于首见出注。部分中医文献习用而含义明确的通假字，不出注。

5. 文字注音采用汉语拼音加直音法。

6. 底本中因刊刻致误的错别字，如"盲"与"肓"、"胸"与"脑"等均出校并予以说明。

7. 字迹模糊不清难以辨认者，以虚阙号"□"标示。

8. 原书各卷卷名中均有"脉经直指"书名，今一并删去。

9. 原书卷之一下有"钱塘医官方谷著"字样，今删去。

序

　　大哉，医之为道也！最难者莫甚于脉，最验者亦莫知于脉。以所难者莫知可求，以所验者莫舍可知，岂可懵然无知之人而强道知之之术，不按诊法而自是用治？殊不知气血寒热，表里虚实，皆从何来；酸辛甘苦，温凉咸淡，亦从何施；升降补泻，汗下宣通，尤从何用？是故古之圣贤出，而有好生之德，设脉知病，对症用药，立三部而通五脏，由七诊而分九候，取其轻清重浊而断其表里虚实，分其浮沉迟数而察其内外寒热。此千古不易之法，为后世医学之准绳也。今之愚者，徒知病之所来而就施药之所治，则虚实有不论也，补泻又无法也，此所谓实实虚虚，损不足而益有余。如此死者，医杀之耳！吾尝战兢惕励①于此。考《内经》之旨，立七诊而不能尽备其源，学叔和分表里九道，又难入于隐微之地，使后之学者迷惑者多，何况于造道升堂入室之所也。或偶然侥幸，一时医治，几人病痊，则曰我明此道也，我能治此也；又不知略少难处，用药不灵，则举手无措；或人问博，则汗颜无答，方知有弗能也。我之门人小子，不若用心于克学之际，而舒怀于临症之时，使言谈有论，治病有法，切脉有验，而为高明之士不狭于人下者矣。吾因脉诊之甚难，固立阶梯之直指，诱掖②奖进，以明后学之愚，

---

　　① 励：按《易·乾》九三"夕惕若厉，无咎"，"励"当作"厉"。
　　② 诱掖：引导扶植。

以引精微之地也。是为序。

万历甲戌仲夏一日 钱塘后学医官方谷谨识

门人冯时　谨集

徐志学　谨录

李芳　谨刻

目 录

卷之一

脉经直指论_{附寒①}

尝谓脉者，吾身之元气也。盖血为荣，气为卫，荣行脉中，卫行脉外，脉不自行，随气而至，所以气平则脉和，气盛则脉洪，气衰则脉微，气滞则脉涩，气缩则脉短，气亏则脉虚，气急则脉促，气大则脉长，气薄则脉紧，气泛则脉滑，气郁则脉沉，气寒则脉迟，气热则脉数，气结则脉歇，至而死贼②见矣。此虽脉之自然，而实吾身元气之所致也。今观《脉经》所谓七表③八里④九道⑤死贼等脉者，又精微之极致，而隐显之莫测，乃若夫子之墙数仞、不得其门而入者，此也。近之愚者，不揣其本而徒事乎方寸之末，反谓备说病源而对症用药者，深可惜乎！此视人命于草芥也。

予按诸书，深求脉理，潜心玩索，互为阶梯，故名之曰《脉经直指》，而立论数篇，使愚者之可知，育⑥者之可明。初学之，可升堂入室而窥见道体⑦之妙；诊视之，

---

① 附寒：卷一后文无此内容，疑脱。
② 死贼：佛教语，死亡。
③ 七表：浮、芤、滑、实、弦、紧、洪脉。
④ 八里：微、沉、缓、涩、迟、伏、濡、弱脉。
⑤ 九道：细、数、动、虚、促、结、代、革、散脉。
⑥ 育：文义不通，疑为"盲"之误。
⑦ 道体：道的本体；道的主旨。

可探颐①而显其隐微之极著。果何谓乎？吾曾考其《脉经》所谓"一息四至号平和，更加一至太无疴"，又曰"四至五至，平和之则"，此四至者，四脏之脉也，心肺肝肾也，五至者，五脏之脉也，心肝脾肺肾也。今则以两手平和之脉，舍而勿论，止以六部气盛高大者就而议之。《脉经》曰：邪有余则气盛也，故尝两手按之，定有一手之脉高；三部诊之，必有一部之气盛然。而气之高盛者，必邪正之相争也。邪正相争又何谓欤？经曰：邪胜则为寒，正胜而为热。邪正相争则为寒热交加者也，必以邪之所在，脉之所盛者而断之，其病未有不得其情而出乎《脉经》之旨者也。是故，左寸脉盛者，风寒也；右寸脉盛者，痰火也；左关脉盛者，气郁也；右关脉盛者，内伤也；左尺脉盛者，房劳也；右尺脉盛者，劳力也；左寸盛而右寸盛者，此伤风而生痰也；左寸盛而右关盛者，此风寒而夹食也；左寸盛而右尺盛者，此劳力而感寒也；左寸盛而左关盛者，此感寒而郁气也；左寸盛而左尺盛者，此房劳而受寒也；右关盛而左关盛者，此气郁而继以伤食也；左尺盛而右尺盛者，此房劳而继以劳力也；左关盛而右尺盛者，此气郁而劳伤也；左关盛而左尺盛者，此房劳而郁气也；右关盛而左尺盛者，此醉饱而房劳也；右关盛而右尺盛者，此饱食而劳役也。又有六脉见浮者为风，见滑者为痰，见迟者为冷，见濡者为湿，见洪者为火，见紧者为痛，见沉者为气，见数者为热，见弦者为寒，见弱者

① 探颐：探究深奥的道理。

为虚，见芤者为失血，见涩者为少气，见弦紧者为风寒，见微弱者为阳虚，见短数者为阴虚，见浮滑者为风痰，见洪大者为火邪，见弦大者为有热，见实大者为有余，见虚大者为不足。此皆脉之直指，为后学之阶梯，可引其初进而入其精微之奥也。

业是医者，苟能仿此而求，未有不得其真知之理而造道于升堂入室之地也。临诊之时，务必虚心听受，精诚是求，使得于心而应于指，推其详而考其实，显然于默识之间，发越于奇特之外。至于七表八里九道之脉，自然参互融会；而三部九候十二经之见症也，莫之其可逃而施治无不验矣。

附形症治法

左寸脉盛者，主风寒之症也。盖左寸者人迎之位，《脉经》曰"人迎紧盛风邪炽"，正此谓也。主头疼体痛，恶寒发热，中气不清，四肢拘急，此乃寒伤太阳之经也。宜以清寒解表之剂，治之用参苏饮，甚则麻黄汤。

右寸脉盛者，此痰火之症也。盖右寸者肺部也，肺主气，肺气不利，则气郁以生痰，肺气壅盛，则气郁以动火，致令痰火之疾。宜以清痰降火之剂，如用芩连二陈汤之属。

左关脉盛者，此郁气之症也。盖左关者肝部也，肝主怒，然而气郁于肝，则左关脉盛也。主中气不清，饮食不进，胸膈作胀，胁肋作疼，甚则呕吐恶心，有为木来侮土之谓也。治宜清气开郁之剂，如枳桔二陈汤之属。

右关脉盛者，主内伤饮食之症也。盖右关者，脾部也。饮食入胃，有伤脾气，致使饮食不纳或有遇食作疼，中气满闷，大便溏泄，甚则恶心呕吐，有为内伤之病。宜以健脾理气之剂，如苍朴二陈汤加曲药、山楂。

左尺脉盛者，主房劳之症也。盖左尺者肾部也，劳伤肾气，则小腹急痛，小便短数，腰酸耳鸣，头眩目倦，精神短少，腿足无力，以致阴虚不足之症也。宜以滋阴补肾之剂，若十全大补汤可也。

右尺脉盛者，主劳伤元气，三焦命门火动之症也。盖三焦者有名而无形，配命门者亦有名而无形也，三焦为生气之源，命门亦生气之源也，然而劳伤元气则正气虚伐，正气既虚元气衰败，有为阳邪下陷之病，或头眩体痛，四肢无力，腰酸腿重，精神怠倦，俗呼为伤力之病是也。宜用补中益气汤治之。

左寸高而右寸大者，是盖伤风生痰之症也。盖左寸主风，右寸主痰，风痰相搏是为伤风。其病头疼鼻塞咳嗽，有疾背膊①作痛，胁肋不利，中风不清，甚则噎呕自汗。宜以驱风散寒清痰之剂如参苏饮或人参败毒散、二陈汤择而用之。

左寸高而右关大者，此其风寒以夹食也。是为内伤外感之症，主头疼骨痛，中气不清，发热恶寒，呕吐恶心。宜以清寒消导之剂如二陈汤加苍朴曲药及紫苏之类。

---

① 膊：上肢，近肩的部分。

左寸高而右尺大者，是为劳力感寒之症也。其症百节酸疼，腰背沉重，自汗发热，头目昏眩，宜以温补可也。如或内伤重而外感轻，当用补中益气汤。如或外感重而内伤轻，当用参苏饮或人参败毒散、五积散参①而用之。

左寸高而左关大者，此为气郁乘寒之症也。其症中气胀闷，头眩体热，饮食不思，百节疼痛，甚则胸膈作痛，呕吐不利。宜以清寒理气之剂，如枳桔二陈汤加厚朴、紫苏之类可也。

左寸高而左尺大者，此为房劳受寒之症也。其症发热恶寒，手足逆冷，洒淅拘急，头眩倦卧，百节酸疼。宜以温中散寒之剂，用二陈配以人参理中汤可也。

右寸高而左关大者，乃气郁生痰之症也。其症中气不清，痰涎壅盛，气急咳嗽，饮食不思。宜以清气豁痰之剂，如枳桔二陈汤是也。

右寸高而左尺大者，此乃阴虚火动之症也。但见头眩咳嗽，四肢无力，精神困倦，耳目昏聩。治宜滋阴降火之剂，如四物汤加贝母、知母、玄参、地骨皮等类。

右寸高而右尺大者，此劳伤元气而复受风邪之症也。主头眩气急，四肢倦怠，百节酸疼，甚则发热恶寒而呕吐咳嗽者矣。治宜甘温之剂，不可大用发散之药，如二陈汤加归术甚妙。如或表盛者，用人参败毒散。如或里虚者，用六君子汤。

----

① 参：相间，夹杂。

左关大而左尺盛者，此房劳而郁气也。盖气郁于中则身倦而欲卧，假①将欲事以淘②其情，殊不知正气虚而邪气亦闭者矣。必致头眩体倦，中气胀闷，精神短少，百节烦疼。宜以温中补气之剂，治与二陈汤大加参、术、当归、炒黑干姜之类可也。

左关盛而右尺盛者，是乃劳伤而气郁也。其症百节疼痛，腿足酸软，中气作胀，胁肋多疼。宜以和血养气之剂，如四物配二陈汤可也。

右关盛而左尺盛者，乃房劳而郁食也。其病大腹膨胀，小腹急疾，百节酸疼，恶寒发热，此阳邪下陷于阴经也。治宜温中补养之剂，如二陈汤加参、术、当归、炒黑干姜、曲药，久则补中益气汤亦可。

右关大而右尺盛者，此饱食而劳役也。其症肠中作疼，腹中作胀，胸膈作痛，大便不快，小腹急疾，四肢倦怠，饮食难入。宜以补养健脾之剂，如补中益气汤加半夏、曲药之属。

若夫两关盛者，此气郁而继以伤食也。其症胸膈作胀，见食恶食，胃口作疼，或痰喘咳嗽呃逆等症生焉。宜以清痰开郁、健脾消食之剂，如枳桔二陈汤加山楂、厚朴之类。

若夫两尺盛者，此房劳而继以劳力也。其症两足作酸，腰背骨痛，精神短少，昏昏聩聩，则手足心热或夜热

脉
经
直
指

六

---

① 假：借用，利用。
② 淘：耗费。

盗汗，此元虚之不足也。治宜荣养气血之剂，如房劳过多，与之十全大补汤；如劳伤过重，宜以补中益气汤可也。

卷之二

脉经火论_{附寒并①}

夫脉之紧盛者而为风寒，此邪有余而胜正也。脉之长大者而为火邪，此气有余而动火也。何也？邪正相争，其见于脉必紧盛；本经火动，其见于脉必长大。长大之脉，大而有力，其至不过四五之间；紧盛之脉，盛而且数，其至常余四五之外。临诊之时，即此为论。可见脉之紧盛者从寒而辨，脉之长大者自火而推，此固先贤不易之法也。然虽火论有二：曰君火，心火也；曰相火，肾火也。火内阴而外阳，主乎动者也，故凡动皆属火经。又曰：非特君、相为然。五性之火为物所感，相扇而妄动者多矣。是以气郁火起于肺，大怒火起于肝，醉饱火起于脾，思虑火起于心，房劳火起于肾，此五火之所动也。然而六腑皆然。十二经中，凡气之有余，何莫而非火也？又见牙痛断②宣，腮颊颐③肿，此胃火之所动也；目黄口苦，坐卧不宁，此胆火之所动也；舌苔喉痛，便秘不通，此大肠之火动也；癃闭淋沥，赤白带浊，此小肠之火动也；小腹作痛，小便不利，此膀胱之火动也；头眩体倦，手足心热，此三焦之火动也。故凡动之火，其脉必大，治者诊脉认

---

① 附寒并：卷二后无此内容，疑脱。

② 断：据文义当作"龈"。

③ 颐：面颊，腮。

症，必须切其何经之脉大而为火，何经之火动而为病，则投剂无不验，而施治无不效矣，临症犹宜审诸。

附形症治法

设若心脉洪大者，主心火之症也。若惊悸，若怔忡，若健忘恍惚，其脉必大而无力。宜以养心定志之剂，如养心汤，或归胆汤可也。

若口舌破烂，若心脾时痛，若谵语癫狂痰迷等症，其脉必大而有力。宜以清心降火之剂，如黄连解毒汤，或牛黄丸可也。

若小腹急胀，小便黄赤及淋沥带浊等症，此小肠之火也。盖心与小肠相为表里，但小肠之脉不能洪大而有余，然心脉细实有力，即小肠之火动也。又曰：心与小肠为受盛耳。治宜清心降火之剂，如四苓散加芩、连、木通。

设若肝脉弦大者，主肝火之症也。或肋疼，或乳痛，或目肿赤胀，是皆大而有力也。宜以伐肝降火之剂，如四物汤加黄连、青皮、柴胡、胆草之类。

若少腹急疾，小腹作疼，或阴子疼坠而囊缩不举，是必大而无力也。宜以温补升提之剂，如四物汤加干姜、吴萸等剂，或补中益气汤亦可。

若夫惊惕不眠，目昏足热，痰核项瘿，口苦太息，是皆胆火之症也。盖胆与肝相为表里，又曰肝胆同为津液府也，但胆脉见于肝部，不能大而有力，亦且肝脉来弦而长，是谓胆经之症，即以胆火治之。宜以四物汤加芩、连、胆草、胆星之类。

设若肾脉实大者，主肾火之症也。如齿疼，如强中，如梦遗精滑，如下疳肾痛，此皆肾火有余之症也，其脉必实大而数。宜以四物汤加黄连、黄柏之类。

又若阴虚不足，劳热咳嗽，其脉必数而无力。宜以滋阴降火之剂，如四物汤加黄柏、知母之类。

若夫小便黄浊，或淋沥作疼，小腹急胀或小便不通，此皆膀胱湿热之症也。盖肾与膀胱为津径①者耳，如肾经之脉数大而有力。宜以速泻膀胱之源可也，如四苓散加黄芩、木通、青皮、青木香之类。

设若肺脉浮大者，主肺火之症也。如咳嗽有痰，如肺痿肺痈，如咽喉作疼而声重不利，是皆肺火之症也，其脉必浮大而长。宜以清痰降火治之，用二陈汤去半夏加贝母、山栀、黄芩、天花粉、玄参之类。

若发热咳嗽，无痰，咽干不利，阴虚火动之症也，其脉必细数而无力。宜以滋阴降火之剂，如二母汤加归、芍、玄参、麦冬之类是也。

又若大便燥结而秘涩不通，或肠澼便红而肛门胀痛，或痔漏肿痛而脓血不利，此皆大肠火动之症也，《本经》云：肺与大肠为传送耳。宜以四物汤加生地、桃仁、红花、芩、连、槐角等药治之，病甚加大黄。

设若脾脉紧大者，主脾火之症也。如嘈杂易饥，如破裂唇口，如口臭糜烂，如腹胀秘结，此皆脾热之症，其脉必洪大而有力。宜以清热降火之剂，如黄连泻心汤加大

---

① 径：原作"庆"，据《脉诀刊误·诊候入式歌》改。

黄、生地黄之类。

若中满，若气郁，若噎膈反胃，致令饮食不入，脾气空虚，其脉必大而无力。宜以健脾之剂，如二陈汤加参、术、归、姜之类。

又若吞酸吐酸，干呕恶心，或腹痛时作时止，或下痢肛门窘痛，或善食易饥易饱，亦皆胃经湿热火动之症也。其脉必实大而长，此虽胃脉见于脾经，盖脾与胃相继而相合，故经曰"脾胃相通五谷消"，正此谓也。今以胃气不和而致有此症焉，宜以和胃健脾之剂治之可也，如枳桔二陈汤加芩、连、白术之类是矣。

设若左尺数大者，主厥阴心主为病也。但见心脾作□，手足心热，腰酸腿软，百节烦疼，小便黄赤是也，经所谓劳伤心肾，思伤心脾者耳。宜以补养之剂治之，如四物汤加生地、枣仁、黄柏之属，或补中益气汤亦可。

又若耳中嘈嘈有声，心中澹澹大动，腰背倦痛无力，欲事举而又举，是皆命门三焦火动之症也。其脉必大而无力，或虚数者有之，盖因三焦命门与手心主乃至阴之分也，阴经之脉不能长大故耳。有是症者，宜以三经合而治之，如四物汤加参、芩、知、贝、炒柏、枣仁之属。

附录 治法大意并

夫治火之法，固非一端；用药之要，亦非一剂。有用其正治之法者，有用其反治之法者，有用其从治之法者，有因其引经而用者，有因其制伏而用者。治各不同，吾当因其举而再言之也。如君火者，心火也，可以湿伏，可以水灭，可以直折，惟黄连之属制之；相火者，龙火也，不可以水湿折之，当从其性而伏之，惟黄柏之属可以降之。此治阴阳二火之法然也。又论诸经主治之药不可不知，如黄连泻心火，黄芩泻肺火，芍药泻脾火，石膏泻胃火，柴胡泻肝火，知母泻肾火，龙胆草泻胆火，木通泻小肠火，条芩泻大肠火，山栀泻上焦火，黄柏泻下焦火，丹皮泻心主火，大黄泻中焦火，玄参泻浮游之火，连翘泻十一经火，此皆苦寒之味，能泻有余之火也。若谓因火之所动者，亦不可不知：如饮食劳倦，内伤元气，火与元气不相两立，为阳虚之病，以甘温之剂除之，如黄芪、人参、甘草之属；若阴微阳盛，相火炽烁，以乘阴位，为阴虚之病，以甘寒凉补之剂降之，如当归、地黄之属；若心火亢极，郁热内实，为阳强之病，以咸冷之剂折之，如大黄、芒硝之属；若夫肾水受伤，真阴失守，无根之火妄发，阳无所附，为阴虚之病，以壮水之剂制之，如生地黄、玄参之属。至若肾水命门大衰，为阳脱之病，以温热之剂济之，如附子、干姜之属。若胃虚过食生冷，抑遏阳气，为火郁之病，以升散之剂发之，如升麻、柴胡、干葛、防风之属。此治火之大法也。是故治火之法然非一端，而诊视之理犹宜各论，不可朱紫混淆而虚实不辨，有害残喘者也。所谓毫厘之差，千里之谬，先贤所言实实虚虚之患，莫之其可逃乎！

卷之三

脉经热论

夫脉之数者而为热，此热助气之数也，故曰数则为热。又曰脉之弦数者而为寒热，脉之虚数者而为虚热，脉之大数者而为实热，脉之洪数者而为火热，脉之疾数者而为劳热，脉之促数者而为喘热，脉之紧数者而为痛热，脉之滑数者而为痰热，脉之浮数者而为风热，脉之微数者而为郁热，脉之沉数者而为气热，脉之涩数者而为血热，脉之短数者而为客热①，脉之濡数者而为湿热，此皆脉之为热，而无热不见数也。但有痈疽之脉，其初发时气血凝聚，则不热而数。《脉经》曰：数而不热，若有痛处，痈疽所发，此亦数之为脉也。又有小儿之脉，气血未定，来如雀啄，雀啄之形，有似于数也。孕妇之脉，气血有余，《脉经》曰"滑疾不散胎三月，但疾不散五月母"，此疾与数类也。善于切脉者，能于数类而推其详，则脉应病而分其数类矣。岂可因其脉之见数而类推其热而不推其详乎？

附形症治法

假如两手寸关俱数，数而有力者，火也。火主上焦风热，或头皮作疼，或头眩旋晕，或头皮内扯痛不时，或目

---

① 客热：病证名。指小儿外感发热，进退不定，如客之往来。

红肿胀，或口舌生疮及牙痛腮肿，或痰涎壅盛而咳嗽气急，是皆风热之症，宜以三黄石膏汤治之。

假如两手寸关无力而大者，虚也。主上焦火动，或咳嗽无痰而气急作喘，或夜热盗汗而劳嗽声哑，或吐血衄血而出流不止，或头眩旋晕而起则欲倒，此皆虚火之证，宜以归、芍、知、贝、参、苓、芩、栀等剂治之。

假如两尺俱数而有力者，此下焦湿热之症也。主腰背重坠，腿膝酸疼，或脚气赤肿，或淋浊带下，或癃闭而经水不调，或疝瘕而梦遗精滑，是皆湿热之症也，宜以四苓散、槟苏散及当归拈痛汤择而用之。

假如两尺俱数而无力者，此阴虚之症也。其症乃精血衰败，腿膝痿弱，腰背如拆，百节酸疼，精神短少，宜以十全大补汤为主，然后因病加减用治。若夫脉来短数而无力，及散乱而无根蒂者，是为不治之症，又不可轻视，戒之戒之！

假如两关俱数而有力者，此肝木克于脾土，必主胁肋作疼，脑①膈作胀，呕吐饮食，气急不利，治宜二陈汤加苍、朴、香砂、炒连之类，甚则加枳、桔，久则用补剂。

假如两关数而无力者，此中气虚而脾胃不能健运也，主呕吐泄泻，饮食不入之症，或腹口作胀，致为中满或胸痞郁结而膈食膈气，此必健脾理气之剂，如二陈汤加参、术、当归、炒黑干姜可也。

又谓左寸数者，主头疼，或巅顶痛，或头皮疼或发根

---

① 脑：据文义当作"胸"。

有疮痛，或左右脑后如扯痛，或眼花目痛。此皆心火上炎，上焦火动之症，其脉必寸部数而有力，宜以三黄石膏汤用治可也。

又谓右寸数者，主痰火之症。盖咳嗽气促，痰涎壅盛，中气胀闷，坐不能卧，治宜芩连二陈汤加枳、桔。

又谓左关数者，主肝火之症。其症胁肋作疼，中气不清，或目痛眼赤，治宜芩、连、山栀、青陈、枳、桔等剂。

又谓右关数大者，主脾火之症。其症嘈杂吞酸中满，□□□□□宜清火降气之剂，如二陈加芩、连、枳、桔之剂。

又谓左尺数者，主阴虚不足，宜以滋阴降火可也，如四物汤加黄柏、知母之剂。

又谓右关数者，主膀胱湿热不清，三焦火动之症，宜以清湿降火可也，如四苓散加黄柏、芩、连之类。

卷之四

脉经虚论

夫眩晕之症，气之虚也，虚则脉必轻而浮；呕逆之症，气之泛也，泛则脉必浮而滑；怔忡之症，气之弱也，弱则脉必短而促；惊悸之症，气之忽也，忽则脉必数而虚；湿郁之症，气之濡也，濡则脉必隐而微；伤力之症，气之衰也，衰则脉必细而弱；痛甚之症，气之伏也，伏则脉必沉而匿；伤暑之症，气之倦也，倦则脉必懈而怠；汗后之症，气之静也，静则脉必微而弱；霍乱之症，气之寒也，寒则脉必沉而迟；逆冷之症，气之厥也，厥则脉必闭而无；不食之症，气之郁也，郁则脉必涩而难；伤精之症，气之陷也，陷则脉必隐而结；亡阳之症，气之散也，散则脉必衰而乱；脱液之症，气之失也，失则脉必弱而无；将死之症，气之乱也，乱则脉必虚而散。凡此数症，皆无力之脉类于虚论。善于医者，临症之时全在活法推辨。虽然有气虚而见此脉者，有血虚而见此脉者，有气血俱虚而见此脉者，有表虚而见此脉者，有里虚而见此脉者，有表里俱虚而见此脉者，务必气虚以补其气，血虚以补其血，表虚以实其表，里虚以实其里。是故气之弱者以充其元，气之忽者以壮其志，气之泛者以止其呕，气之伏者以扬其气，气之倦者以养其神，气之濡者以燥其湿，气之静者以复其动，气之厥者以温其经，气之郁者以开其郁，气之散者以敛其气，气之衰者以助其精，气之虚者以益其虚。是则万世不易之法，而实起死回生之验也。后之学者，必须用意精研，潜心体验，是虽指顾之下，有鉴然之明，而不可有毫厘之失；施治之时，务必用补泻之法，而不可使有混淆之差。夫如是，医治之功未有沉疴①不瘥、枯槁不起者也。使或不辨其表里虚实，在乎疑似之间而莽然用治，非惟取效不可，而杀人如反掌之易，岂可徒负臆测存偏执于左见者哉！

附形症例

且如六脉空虚，见于左寸者浮而无力，或轻手按之，似乎在指下，不能应手，稍重按之，实无力也。其病左头目昏眩，起则欲倒，心中怏怏然，而四体劳倦，手足酸软，饮食不思，精神不爽。

至若六脉空虚，见于左手者、大而无力，右手者、亦大而无力，此为虚火之症。其病主头眩体倦，四肢无力，发热，盗汗，甚则咳嗽，痰喘。

至若六脉空虚，见于左寸大而无力，见于左关滑而不匀，其病必主头眩呕吐，饮食不思，四体困倦，怠惰嗜卧，此风痰之症也。

又若六脉空虚，见于左手者大而无力，右手者大而不匀，此表虚里实之症，其症自汗头眩，口气不清，胸膈满闷，宜以疏邪实表可也。

---

① 沉疴：久治不愈之病。

又若六脉空虚，大而无力，右尺数而短促，此其劳伤元气之症也。主头眩恶心，饮食不入，精神怠惰，脚手酸疼，宜以伤力之症看治可也。

又若六脉空虚，大而无力，重手按之，反得关脉涩滞，此是气郁以动火也。必主头眩体倦，中气不清，饮食不思，胸膈郁闷，或两胁作疼之症。

又若六脉空虚，右寸滑大而无力，此虚痰之症也。主头眩呕吐，痰涎不利，饮食不入，起则欲倒之病。

又若六脉空虚，轻手诊之固不可得，重手按之又难可寻，惟按之少久，指下隐隐而来，有似短弦脉状，忽然再按亦不知其去也，此为濡脉。濡主湿，濡主虚。

又若六脉空虚，五六日因病而不见来，人事不见，必死之症也，则是濡脉，此症有伤于湿也。

又若六脉空虚，自汗，恶风，恶心，呕吐痰涎或清水，黄水，头目眩晕，腹中作疼，此亦是湿热之症也。

又若六脉空虚不见，在下汗后得者，此是元本空虚，正气耗散，真元失守，治宜参麦散收敛可也。

又若六脉空虚，手足厥冷，腹中作疼或吐或利，此为阴症，当用四阳之药，如人参理中汤或四逆汤，甚则附子理中汤择而用治。

又若六脉空虚，卒中不知人事，宜掐人中，不省用通关散吹鼻中，或以姜汤灌之，不醒必死。

又若六脉空虚，临产而血晕者，此血行太多，真元失守，阴无所附之理，宜以归、芍、桂、姜温经可也。

又若六脉空虚，指下寻之全无，再再求之，不离其处而隐隐见者，曰伏。然伏之状，其形有六，一曰阳极似阴，阴胜格阳在外，其脉必伏；二曰痛甚失气，气不能续，其脉多伏；三曰郁气隔绝，气不能越，其脉常伏；四曰卒暴强仆，元气失守，其脉亦伏；五曰痰气并结，卫气壅塞，其脉又伏；六曰元气不足，阳邪下陷，其脉必伏。然而伏脉有似空虚，实非虚也，但存伏于肌肉之下，按之于至骨之间，细细寻之必然有见，非若空虚之脉，虚不见迹也。所以观伏之状，治伏之病，各有所主之不同也。

又若六脉空虚，不大不小，举之有，按之无，曰虚。

六脉浮大，泛然在上，稍加按之，寂然不见，曰虚。

六脉沉匿，举之有，按之无，忽然寻之，又若无也，曰虚。

六脉细微，按之全无，举之固有，再再寻之又不可知也，亦曰虚。

六脉空虚，死证十有①五：

六脉空虚，短促而穷数者，曰死。

六脉空虚，元气散乱者，曰死。

六脉空虚，脉势无力，歇至者，曰死。

六脉空虚，脉势浮散而无神者，曰死。

六脉空虚，脉势格绝而不匀者，曰死。

六脉空虚，脉势沉伏而散乱者，曰死。

六脉空虚，脉势不续而无根蒂者，曰死。

六脉空虚，大汗后大事不安静者，曰死。

① 　有：通"又"。《韩非子·五蠹》："割地朝者三十有六国。"

六脉空虚，大下后谵语有痰者，曰死。

六脉空虚，大吐后自汗、痰喘、手足厥冷者，曰死。

六脉空虚，下利、逆冷、饮食不入者，曰死。

六脉空虚，四肢厥冷，上过肘、下过膝者，曰死。

六脉空虚，目直视、面色垢者，曰死。

六脉空虚，大小便遗失者，曰死。

六脉空虚，痰涎壅盛而痰难起者，曰死。

六脉空虚，不死之证十有七：

六脉空虚，但有一部切实而见者，不死。

六脉空虚，两尺不绝，此为有根蒂之脉，不死。

六脉空虚，无力而不散乱者，不死。

六脉空虚，歇至而不匀者，不死。

六脉空虚，饮食如常者，不死。

六脉空虚，汗下后人事安静者，不死。

六脉空虚，暴仆而沉伏者，不死。

六脉空虚，新产失血少气者，不死。

六脉空虚，大发汗后而身凉安静者，不死。

六脉空虚，大下后而人事安静者，不死。

六脉空虚，吐泻后脉势虽脱者，不死。

六脉空虚，素禀气弱者，不死。

六脉空虚，自汗盗汗者，不死。

六脉空虚，下痢者，不死。

六脉空虚，阴症后复阳者，不死。

六脉空虚，病见湿症者，不死。

六脉空虚，因痰、因气、有似于格绝者，不死。

卷之五

脉经七表_{附主病形症脉体并论}

浮脉论

夫浮脉者，浮在风，浮应肺，见于肌表之中，举之有，按之无也。今世以为虚者，非也。盖虚脉自见其虚，浮脉其势必浮，是故虚脉之状，或大或小，或长或短，举之有，按之无力也。浮脉之状，由其气盖于上，不大不小，不长不短，但势力轻浮，按之不可得也。《脉经》又二辨者，何也？盖浮主风，风乃轻扬于上，有能鼓舞动物①，若浮之势也，风之状也。所以元虚之人风邪客之，其脉必浮，但浮之体也，浮之大也。又谓浮主肺，浮者金之性也，金性轻浮，故居于上，所以伤风之人其脉必浮，此势应浮，浮之小也。《脉经》曰"主咳嗽气促、冷汗自出、背膊劳倦、夜卧不安"，正此谓耳。

若夫左寸脉浮，主中风，《脉经》曰"寸浮中风头热痛"。右寸脉浮，主伤风，乃本部之正脉，《脉经》曰"微浮兼有散，肺脉本家形"。左关脉浮者，主头风目痛，木能生风之症也，《脉经》曰"细看浮大更兼实，赤痛昏昏似物遮"。右关脉浮者，主伤热霍乱，木来侮土之症也，《脉经》曰"微浮伤客热，来去作微疏"。左尺脉浮，主

---

① 动物：使物起动。

小便癃闭，肾脏风热之症也，《脉经》曰"濡数浮芤，皆主小便赤涩"。右尺脉浮，主大便不通，肠风等症也，《脉经》曰"大肠干涩故难通"。

凡此之论，皆《脉经》之法指①，认证之由也。苟能精熟，详玩参而互之，自然融会贯通而得心应指者，学者岂可不尽心乎？下章仿此。

附浮脉形症治法

左寸脉浮者，主中风、头风之症也。盖风主上行，故头痛而且眩；风生于肝木，故病呕吐恶心。治宜驱风平木之剂，如二陈汤加芎、芷、防风、黄芩之类。

右寸脉浮者，主伤风之症也。其症头痛、鼻塞、发热、自汗、咳嗽气急、痰涎不利，治宜驱风实表之剂，如二陈汤加枳、桔、防风、羌活、黄芩之类。

左关脉浮者，此风生肝木之症也。盖诸风掉眩，乃肝木然。木能生风，则头眩旋晕，腹胀呕吐，或肋胁作疼，而痰涎不利，有为头风之症也。宜以驱风平木之剂，如二陈汤加归、术、黄连、白芷、防风之类。

右关脉浮者，此木来侮土之意也。盖木能生风，浮脉主风。今脉浮而见脾土之位，是为木克脾土之经也。病必主气虚中满，呕吐恶心或肠鸣嗳气，或泄泻自利，或霍乱转筋是也。治宜伐肝健脾之剂，如二陈汤加参、术、苍、朴之类。

左尺脉浮者，主小便赤涩，癃闭不行，或肾脏风痒，

---

① 法指：同"法旨"，此指《脉经》之要旨。

或肠风澼漏等症。宜驱风凉血之剂，如四物汤加芩、连、生地、连翘、荆、芩、黄柏之属。

右尺脉浮者，浮乃金之体也。金性轻浮而本在上，今则反居其下，是以母临子位，为风秘之患生焉，故经曰"大肠干涩故难通"也，宜以疏风润下之剂，如防风通圣散、麻仁丸之属。

附浮脉体状

浮者见于肌肉之上，举之有，按之无，如水中漂木，重手按之则不可得也，故曰浮。

浮脉主病

浮为风，浮为在表，浮数为热，浮紧为痛，浮滑为呕，浮弦为胀，浮涩为痞，浮促为喘，浮洪为火，浮大为鼻塞，浮缓为不仁，浮结为内格，浮短为咳嗽，浮滑为风痰，浮细而滑为内伤，浮紧而滑为满为不食，浮滑疾紧为百合病，浮大而长为风眩癫疾，浮紧而涩为淋为癃闭，浮而虚迟为心气不足，浮而散乱者死，浮而无神者死，虚浮者死。

芤脉论

夫芤脉者，芤似无力之滑脉也。缺然在指，重而按之又不见也，轻手举之宛然如前，此率气有余血不足也。盖血不能统气，有为傍①实中空若芤之状也。又曰血为荣，气为卫，荣行脉中，卫行脉外，故气不失其所，常则外卫

---

① 傍：通"旁"，旁边。《史记·淳于髡传》："执法在傍，御史在后。"

而坚确者矣。设若血有所亏，则血不能荣行脉道，但见外坚内虚，而为傍实中空之象，故曰芤。然芤主失血而已，《脉经》曰"寸芤积血在胸①中，关内逢芤肠里痛，尺部见之虚在肾，小便遗沥②血凝脓③"，此芤主失血然也。又尝考之，左寸脉芤主胸中积血，右寸脉芤主衄血嗽血，左关脉芤主瘀积恶血，右关脉芤主呕血吐血，左尺脉芤主小便出血，右尺脉芤主大便出血，此芤脉见于三部者然也。又谓呕吐血出于胃，痰涎血出于脾，暴怒血出于肝，咳衄血出于肺，崩漏血出于经，咯唾血出于肾，淋沥血出于小肠，肠澼血出于大肠，溺涩血出于膀胱，此诸经失血之症然也。按此皆当芤脉主之，临症犹宜下文调治。

附芤脉形症治法

左寸脉芤，主心血虚也，其症咯血吐血，宜以清凉和血之剂，如归、芍、生地、黄连、贝母、犀角、侧柏之属。

右寸脉芤，主胸中作胀，气急作喘，咳嗽有痰，而咳吐脓血，或肺痿肺痈而咳吐臭痰，或鼻中衄衊④而血来不止，是皆肺热之症，肺火妄行之故也。治宜清肺降火之剂，如二母汤加芩、连、归、芍、百合、玄参、犀角、京墨、童便之属。

左关脉芤，此肝经积血之症也，盖肝主怒，而怒

---

① 胸：原作"脑"，据《脉经》改。
② 沥：原作"溺"，据《脉经》改。
③ 脓：原作"浓"，据《脉经》改。
④ 衊（miè 蔑）：污血。

必伤肝，或大怒而捶跌胸胁，或拆挫而瘀积其中，皆能令人积血也，必致胸胁作疼，呕吐恶心，饮食不入，肌肉肿胀，其初发时脉必芤而实，若久则脉必芤而虚，宜以破气活血之剂，如伤元活血汤，切不可与前症诊视之法同也。

右关脉芤，此脾胃失血之症也，盖脾裹血，脾胃一虚则血不能善存脾里，必致呕血而吐血矣，其症火动迫血妄行，少则碗许，大则倾盆，宜以凉血降火之剂治之，如四物汤加生地、芩、连、蒲黄、京墨、童便之类。设若去血过多，脉势空脱，手足厥冷，宜以四物汤加参、术、炒黑干姜及童便□从治之类。

左尺脉芤者，主小肠失血也，其症小便赤溺，或浊带纯红，或经水漏下，或淋沥血肉，或咳唾津血，此皆失血之症也，宜以凉血养血之剂如四物汤加生地、黄芩、黄柏、地榆之属。

右尺脉芤者，主大肠积热过多而肠澼下血，或湿热瘀积而下痢脓血，或经水适来而崩中下血，是皆下焦血行之症，必以清血凉血之剂，如四物汤加参、术、芩、连、升麻、柴胡可也。

附　录

尝谓：男子见芤，其寿不长；妊娠见芤，其胎必落。如妇女经行，有为血症①，芤脉全无；产后去血过多，亦为失血，而芤脉不见。由是观芤之为症，可见损真血而不

---

① 有为血症：据文义应为"有为失血症"。

在去恶血也。所以胎前无实，宜以补血为主；产后无虚，宜以去血为要。治血之法虽用凉血降火之剂，至于止血亦宜平补调养之药。若夫过服寒剂，心脾有伤，狂妄欲水，是岂善调血证者乎？又尝论之，炒黑干姜亦可止血，以姜从热之性，使热从而治之者也。但可行于一时，犹难常用。如用寒药过多，血来不止，是以阳有所亏，阴无所附，以姜用之可也。丹溪曰：凡血久不愈者，宜用温剂。正此之谓矣。

芤脉体状

芤者，草也。草中有孔，如脉之芤，以见中空之状。又谓短而且小，浮于其上，如水中漂豆曰芤。又若滑而无力，少按可得，如疮中无脔，亦曰芤。又有长芤，如肠中走水，举按之下嘶嘶然，自寸及尺，此为有余之芤，其症必衄血便血，或火动失血亦曰芤。

附芤脉主病

芤为失血，微芤为败血，实芤为积血，紧芤为瘀血，弱芤为崩血，芤暴为痛血，芤数为脓血，芤长为有余之症，芤短为不足之症。又谓：微芤为失血之少，盛芤为失血之多。

滑脉论

夫滑脉者，滑体如珠，泛泛然在上，主四肢困毙，脚手酸疼，小便赤涩。《脉经》曰：滑而有力，滑之大也；滑而无力，滑之小也。小则主呕，大则主痰。又有滑而匀者，有为妊娠不安，又为恶心饮食不入。滑而数者，主风寒乍往乍来；滑而弦者，主伤风咳嗽；滑而细者，在肥人多有之，乃为湿痰之症。是以诊症分辨，俱在活法。大抵左寸脉滑，主恶心头眩，此滑之小也；又云"单滑心热别无病"，此滑之大也。右寸脉滑，主咳嗽有痰，此滑之小也；又云"沉紧相兼滑，仍闻咳嗽①声"，此滑之大也。左关脉滑，主气郁生痰，此滑之小也；又云"滑因肝热连头目"，此滑之大也。关脉滑，主胃寒呕逆，此滑之小也；又云"单滑脾家热、口臭气多粗"，此滑之大也。左尺脉滑，主遗精白浊，此滑之小也；又云"脉滑，小便涩淋，痛苦赤骍②"，此滑之大也。右尺脉滑，主腹鸣泄泻，此滑之小也；又云"滑弦腰脚重，因知是骨蒸"，此滑之大也。由是观之，滑之为脉，虽有小大之殊，然其理则一也。临症之时，当潜心诊求，自有得乎真知之妙而造道乎巧切之域也。今但指其要略而言，尤有精微之极处，非特一言而可以穷尽者哉。

附滑脉形症治法

滑脉大者，多因痰热之症也。咳嗽有痰，中气满门，治宜清痰降火为要，如芩连二陈汤可也。

滑脉小者，多因寒呕之症也。主中气不清，见食而呕，宜温中健脾之剂治之，如二陈汤加白术厚朴。若风寒而见滑脉，必内伤生冷、外感风寒，其症呕吐恶心，恶寒发热，宜以温中散寒为先，与之苍朴二陈汤加吴茱萸、炒黑干姜之类。

---

① 嗽：原脱，据《脉经》补。
② 骍（xīng 星）：赤色的马和牛，亦泛指赤色。

若妇人脉滑者，多主妊娠者，何也？盖小儿之脉，气血未定，有似雀啄，或滑而数，或滑而流利，此有余之形见也。又妇人妊娠，亦为有余，《脉经》曰"小儿之脉已见形，数月怀躭①犹未觉"，正此谓也。其症主心烦恶心，饮食不入，肢体昏倦，精神怠惰，此为子母气血并旺之症。《脉经》又曰"往来三部通流利，滑数相参皆替替"，亦此意也。宜宽胎顺气为主，与之四物汤加枳壳、白术、香附、苏梗之类。

若肥人多滑脉，滑主有痰者也。其症痰涎壅盛，中气不利，宜以清痰为主治，用二陈汤加枳、桔或枳术丸加芩、连、曲药、橘、半之类。

附滑脉体状

滑者如有力之短脉，举按皆然，圆圆转转之象，故滑。

附滑脉主病

滑为痰呕，滑主壅②多，滑数为痰热，滑疾为有孕，弦滑为寒，浮滑为风痰，洪滑为痰火，沉滑为气，微滑为干呕，细滑为呕吐，濡滑为湿疾。

实脉论

夫实脉者，实主闪肭③。盖闪肭之症，气之实也，实主诸痛；盖诸痛之症，气之实也，实主吐下；盖吐下之

---

① 怀躭（dān 耽）：指怀孕。
② 壅：堵塞。
③ 闪肭："肭"当作"肭（nà）"，扭伤筋络或肌肉。

症，气之实也。是故本经气郁之症，虚则补，实则泻，故凡见于气之实者，宜以泻之、开之、破之、散之、通之、利之，此医家不易之法也。若闪朒者，虽气之实，然本气之结也，宜以开结之剂治之。若诸痛之症，经曰"通则不痛，痛则不通"，虽气之实亦由气之积也，宜用散积之药行之。又有疮疡肿毒当初发时，虽气之实，亦由气之聚也，宜以祛毒之药破之。亦有伤寒当下之际，脉沉实者可下，皆由气之秘也，亦由气之实也，宜以开秘之药通之。痰涎壅盛，塞不能开，而由气之郁也，亦大气之实也，宜以导痰之剂吐之。又有癥瘕积聚瘰疬结核等症，气之结也，亦气之实也，宜以行气开痰之药除之。尝考《脉经》曰"伏阳在内，脾虚不实①"，正此意也。大抵实者实也，如诚实之人而无虚伪之事也。是以指下寻之不绝，举之有余。曰"实主伏阳在内"，若阴中蓄阳也，阴得阳则合而不行，故常饮食不思，有为脾虚之症，而致四体劳倦者也，非谓脾虚不实而脾胃有虚之谓乎？

附实脉形症本旨

左寸脉实者，盖左寸心部也，心脉实则火旺而气盛，故曰"舌强心惊语话难"。

右寸脉实者，盖右寸肺部也，肺脉实则金盛而毛焦，故曰"更和咽有燥"也。

左关脉实者，盖左关肝部也，肝脉实则肝气旺而目痛，故曰"目痛昏昏似物遮"也。

① 实：《脉诀刊误·七表》《脉诀乳海·实脉指法主病》均作"食"。

右关脉实者，盖右关脾部也，脾脉实则脾气旺而中消，故曰"消中脾胃虚"也。

左尺脉实者，盖左尺肾部也，肾脉实则肾气闭而为癃，故曰"小便难往通"也。

右尺脉实者，盖右尺者命门，三焦火也，火脉实则阴虚而腹胀，故曰"腹胀小便都不禁"也。

附实脉体状

实者，确实而不虚也。按之不绝，迢迢而长，动彻有力，不疾不迟，如诚实之象，故曰实。

附实脉主病

实为呕，实为痛，实为肿，实为郁，实为痰，实为积聚，实为腹痛，实为淋沥，实为癃闭，实为咽痛，实为闪朒，实为脾虚，实为吐下，实为癥瘕、痈肿、疮疡、瘰疬、结核、斑疹等症。

弦脉论

夫弦脉者，指下寻之，状若筝弦，时时带数，曰弦。盖弦、数一类也，数为热，而弦亦主热，故曰有热则助弦，而无热不生数也。若弦数必生热，此弦之小也；又曰有热则气盛，气胜则脉弦，所以脉如弓弦之急，热来助气之胜，此弦之大也。由是而推，吾知浮弦为风热，微弦为内热，沉弦为里热，伏弦为骨热，洪弦为火热，弦滑为痰热，弦涩为血热，弦之缓为客热，弦之迟为寒热，弦之紧为表热，弦之急为食热，弦之软为湿热，弦之细为劳热，弦之长为积热，弦之短为虚热，弦之促为喘热，是皆弦之为病，而热必本于弦也。宜以治热之剂施之，则弦脉自退者矣。是人难分于三部九候，而亦难辨于十二经之形症也。善察脉者，然惟随热治之可也。大抵弦脉应于春而象于木，乃肝家之本脉也，且如左寸脉弦是母临子位，主头眩心胸急痛，此弦时心急又心悬也。右寸脉弦是妻乘夫位，夫不受邪，干于大肠，主咳嗽秘结，此弦冷肠中结也。左关脉弦为本部正脉，故曰"肝软并弦本没邪"。若上下俱弦，即弦紧之弦也，又曰"三部俱弦肝有余，目中疼痛苦弦虚，怒气满胸常欲叫，翳蒙瞳子泪如珠"。右关脉弦，乃夫乘妻位，木来侮土，脾虚不食之症。故曰"若弦肝气盛，防食被机谋"。左尺脉弦，乃子临母位，为虚邪之症，主小腹急痛，《本经》云"滑弦腰脚重"是也。右尺脉弦，乃木乘火位，厥阴寒蓄下焦，妄动虚邪，主小腹急疾，小便胀痛，《本经》云"腹胀阴疝弦牢"是也。

附弦脉形症治法

设若风热之症，如头风旋运，面赤牙壅，喉痹乳蛾，疮疡燥痒等类，皆主浮弦之脉，宜以驱风清热之剂，如消风散、凉膈散合而用之。

若内热之症，如四肢倦怠，骨节酸疼，手足心热，小便赤涩，必微弦之脉主之，宜以补养心脾之剂，如四物汤加知、贝、参、术之类。

若里热之症，如伤寒当下之时，脉势沉弦而有力，是谓里热之胜也，宜以承气汤、大柴胡汤量用治。若骨热之症，是谓蒸骨劳热也，其症午后日晡而发自汗，盗汗而身凉，百节酸疼或恶寒而乍发，是皆浮弦之脉以主之也，治宜十全大补汤或补中益气汤可也。

若火热之症，其症自火而发，身热而烦，目赤气急，口干欲饮水浆，扬手不欲近衣，或谵语狂妄，或时发时止，皆洪弦之脉主之也，宜以承气汤或三黄石膏汤择而用治。

若痰热之症，必中气不清，咳嗽不利，痰涎壅盛，气急作喘，其脉弦滑主之，宜以芩连二陈汤。

若血热之症，乃血虚而生热也，其症去血过多，阴虚阳盛，以致骨节酸疼，肢体倦怠，步履艰难，耳目昏聩，弦涩之脉主之也，宜以四物加参、术、知、贝、茯苓、甘草之属。

若客热之症，与火热、虚热、潮热俱相似，然皆弦脉，何也？盖弦主热也。客热之症，如客之往来而无寒即热也；火热之症时发时止，而热之不常也；虚热之症乍寒乍热，而热无定准也；潮热之症，如潮汐之来，有时而发，因汗而解也。各有正条不赘。惟客热症，如客往来，不寒就热，无汗而退。其症皆因元本空虚，邪流肌表，欲出不出，进退两难，邪正相争，有如宾客往来之状，故谓之客热，脉来弦缓是也，初宜人参败毒散，次则小柴胡汤，久则补中益气汤可也。

若弦迟之脉，发而为寒症，以其弦迟多寒也，其症发热恶寒、头疼骨痛、呕吐恶心、致为内伤外感之症，宜以温中散寒，如苍朴二陈汤加干姜、茱萸。

若弦急之脉，有为食热之症，以其人迎紧盛，食必伤也。又谓紧为痛，弦紧之脉，乃邪正相搏，作痛而生热也，宜以驱风消导之剂，如二陈汤加曲药、山楂、紫苏、厚朴之类。

若湿热之症，发热恶寒，中气不清，肢体倦怠，腿足酸疼，或黄疸，或脚气，而发作寒热；或脑①痞，或湿痰，而积滞不清。是皆弦软之脉主之也，宜以二陈汤加苍、朴、羌活、白芷之类。虽有表热，不可大发其汗，多汗则湿愈甚也。

若劳热之症，其热不大，皆因内伤元气致使正气空虚，虽有热助其脉，细弦而数，亦不能大而有力也。其症肢体劳倦，百节烦疼，口中无味，腹内不和，宜以补养之剂，如补中益气汤可也。

若表热之症，其脉弦紧，何也？此症外感风邪、头疼骨痛、四肢拘急、恶寒发热，而热胜助脉之紧，寒胜助脉之弦也。宜以解表清热为急，如参苏饮、十神汤、麻黄汤随其症之轻重择而用治。

若积热之症，其脉弦长，何也？盖热积于内则邪盛而正虚，致使四肢消瘦、腹胀多食、皮毛枯槁、形体衰弱。宜用清热去积之剂，如二陈汤加黄连、厚朴、枳实、黄柏之类，若虚者加参、术，实者加棱、术。

若虚热之症，其脉弦短，何也？盖短者气之虚，弦者热之盛，然邪盛而气虚，其症日晡发热洒淅，恶寒头眩，骨痛，肢体羸弱，或咳嗽而无痰，或足痿而难步。治宜扶元固本之剂，如八物汤、十全大补汤。

---

① 脑：据文义当作"胸"。

若喘热之症，其脉弦促，何也？盖弦主热，若热盛而助气之盛，则令人喘也，其症咳嗽不利，痰涎壅盛，皆因表邪不清，痰热太盛，故耳治宜驱邪解表之剂，如枳桔二陈汤加桑、杏、厚朴、紫苏之类，痰甚者三拗汤亦可，如自汗者不治。若见短促虚促之脉，用参术之剂补之，不在弦促之例。大抵喘热之症，弦促可治，短促难治，虚促不治，宜慎详之。

附　录

夫弦者，弦也，有似筝弦之弦，有似弓弦之弦。盖筝弦者如拨筝弦，时时带数，有若弦数之象也。弓弦者弦似张弓，按之紧急，有若弦紧之体也。《脉经》云"弦脉为阳状若弦，四肢更被气相煎，三度解劳方始退，常须固济下丹田"，此断弦数之弦也。"寸部脉紧一条弦，胸中急痛状绳牵，关中有弦寒在胃，下焦停水满丹田"，此断弦紧之弦也。观此二节，则弦数有为劳热，弦紧有为寒热。若劳热者，属虚寒热者，实此弦脉有虚实之不同，如《脉经》分筝弓之各异，必治者须熟读详玩，乃得《脉经》之本旨也，使治弦之法亦可得领于心矣。

弦脉体状

弦者弦也，有似弦状，按之不移，举指应手，端直如弦，故曰弦。

弦脉主病

弦为热，弦为痛，弦为呕，弦为疟，弦为积，弦为聚，弦为痃癖癥瘕等症，其脉阳中伏阴，邪入于里，与正气交争，外症拘急，寒热有弦之象也。

紧脉论

夫紧脉者，气之紧盛者也，主风气伏阳，上动化为狂病。是故紧脉之症，皆由邪正相搏，攻彻气血，动击脉道，有为紧盛之势见也。故紧则主痛，凡诸痛之症，脉必见于紧者是也。吾闻寸脉紧而为心痛，关脉紧为胁痛，尺脉紧而为腹痛。又曰"气口紧盛为食痛"，主脐以上胃口作痛也。人迎紧盛为寒痛，主体受风寒而一身尽痛也。又有浮紧为之风痛，沉紧为之气痛，洪紧为之火痛，是皆紧脉之主症也。尤宜痛法治之可也，如风则驱之，气则清之，寒则温之，火则降之，伤食作痛者消导之，此治痛不易之良法也。夫如是，使邪可去而痛可止，气可顺而紧可和矣。治紧之法岂不在是哉？

附紧脉形症本旨

左寸脉紧者，紧急也，故曰："寸脉急而头痛"。

右寸脉紧者，此"沉紧相兼滑，仍闻咳嗽声"。

左关脉紧者，此"紧因筋急有些些"。

右关脉紧者，此为"有紧脾家痛"也。

左尺脉紧者，又谓"浮紧耳应聋"。

右尺脉紧者，"紧则痛居其腹"也。

此《脉经》所谓：紧之为病多因痛，居八九也。

紧脉体状

紧者，紧而有力也，其势紧急不缓，按之盛，举之大，有若洪数之状，故曰紧。

紧脉主病

紧为痛，紧为寒，浮紧为伤风，弦紧为伤寒，沉紧为气痛，洪紧为大痛，浮滑而紧为痰痛，短数而紧为虚痛，弦涩而紧为血痛，实大而紧为闪䐉作痛，实紧而数为肿毒作痛。

洪脉论

夫洪脉者，脉之洪大者也，举之有余，按之盛大，三关满度盈指来者曰洪。此脉见于上部，主头疼目红，四肢浮热；见于下部，主大便不通，燥热粪结；见于中部，主口舌干燥，遍身疼痛。吾观洪脉为症，洪主火，洪主热，故曰：邪有余即是火，又曰：邪气盛则生热也。然火之为病，谓之痰火；热之为病，谓之风热。是故火炎上行，居右寸而洪大者，非中风即痰火也；居左寸而洪大者，非风热即风痰也。虽然洪为心家本脉，而心脉大洪则心神必乱，故曰"狂言满目见鬼神"也。又曰"当其巳午，心火而洪"，岂为夏时之正脉也。若曰"遇其季夏自然昌"，有论洪脉见于夏时可也。然而洪主火，洪主热，夏月洪大之脉，未必不由火热为病也。况炎暑之令，当夏盛行而火热之病，遇夏必重，岂可概言洪大之脉而为夏令之本脉乎！治者若取因时之脉见于当夏之时，但微洪可也，洪缓亦可也，或兼他脉而洪大者亦可也。至若六脉俱洪脉，经曰"三部俱数心家热，舌上生疮唇破裂"，此又不可不知。诊者临症之时熟读详玩，次第辨之，终无失也。

附洪脉形症本旨

左寸脉洪，主心火盛，而头面躁热，虽为顺候，亦惊惧也，故曰"顺候脉洪惊"。

右寸脉洪，主肺火盛，而咳嗽气促，乃为逆候，火克金也，故曰"反即大洪弦"。

左关脉洪，主肝火盛，而目赤肿痛，子乘母位，为实邪，故曰"若得夏脉缘心实，还应泻子自无虞"。

右关脉洪，主脾火盛，而谵语、心脾痛，母临子位，为虚邪，故曰"如邪勿带符"。

左尺脉洪，主膀胱有热，故曰"小便难往通"。

右尺脉洪，主三焦客热，故曰"赤色脚酸疼"。

洪脉体状

洪者大也，洪大而有力也。洪与实，而形体相同，但洪则力大，而实则细实也。洪与紧，而形体相似，但洪则宽洪，而紧则数大也。

洪脉主病

洪为躁热，洪为烦满，洪为咽干，洪为火热，洪为大小便不通，洪为目赤口疮，洪为喘急，洪为皮瘦毛焦，洪滑为痰火，洪弦为大热。

卷之六

脉经八里

微脉论

夫微脉者，指下寻之似有如无，隐隐而来，有如细丝之状，按之而无力者是也。《脉经》曰：败血不止，面色无光，宜以养气和血之剂治之。若夫"微脉关前气上侵，当关郁结气排心，尺部见之脐下积，身寒饮水即呻吟"，亦为阳虚阴结之脉，宜以开郁抑阳可也。二者之间不可混论，当以气血分之。然血不足则面色无光，气不足则郁结不开者矣。

附微脉本旨

左寸脉微，主心经虚寒，故谓"阳微浮热[1]定心寒"。

右寸脉微，主肺经本脉，故谓"微浮兼有散，肺脉本家形"。

左关脉微，主肝气虚败，郁结不散，故曰"当关郁结气排心"。

右关脉微，主脾气不行，故曰"微即心下胀满"。

左尺脉微，主阴寒不清，故曰"微则肚痛无瘳"。

右尺脉微，主脐下有积，故曰"身寒饮水即呻吟"。

微脉体状

微，不显也，依稀轻细，若有若无，为气血俱虚之

---

① 热：《脉经》作"弱"。

候，故曰微。

微脉主病

微为虚弱，微为虚汗，微为败血，微为白带，微为淋沥，微为郁结不食，微为饮食不化，微为脏冷泄泻，微为虚风，微芤为损血，微滑为虚疾，微弦为虚热，微洪为虚火，微弱为虚气，微微来如蛛丝，此阴气衰败脉也。

沉脉论

夫沉脉者，脉存于下，举指全无，按之可得，是谓之沉也。主中气不清，痰涎不利，胁肋作疼，手足时冷。大抵脉之沉者，沉主气也，《脉经》曰"下手脉沉，便知是气"者，此也。又曰气闭于中，脉沉于下，俱可详矣。吾尝考之，沉滑多痰，沉涩少血，沉紧多痛，沉实当下，沉迟多寒，沉数多热。又谓沉细而滑，此痰之不利也；沉濡而弱，此湿之不清也；沉短而涩，此气滞其血也；沉紧而弦，此气痛生热也。是皆沉之为病，善治者当因气而推之可也，然则脉之沉者，舍气不足为论。

附沉脉形症本旨

左寸脉沉，是水克其火，故曰"沉紧心中逆冷痛①"。

右寸脉沉，是金生乎水，故曰"皮毛皆总涩，寒热两相承"，又曰"下手脉沉，便知是气"。

左关脉沉，是水临木位，气郁于肝，故曰"当关气短痛难堪"。

---

① 逆冷痛：原脱，据《脉经》补。

右关脉沉，是水乘土位被水伤，故曰"沉兮膈上吞酸"。

左尺脉沉，沉主水也，乃肾家之本脉，故曰"沉滑当时本"。

右尺脉沉，主水胜火衰，乃腰脚沉重，故曰"沉乃疾在其腰"。

沉脉体状

沉，不浮也。轻手不见，重按乃得，为阴逆阳郁之候，故曰沉。

沉脉主病

沉为气，沉为寒，沉为停饮，沉细为少气。

沉为水，沉为逆冷，沉为洞泄，沉紧为腹痛。

沉伏为霍乱，沉迟为痼冷，沉数为郁热，为胀满，沉滑为呕吐，沉弦为心腹冷痛，沉细而滑为骨蒸热。

缓脉论

夫缓者，和缓也。脉之和缓，气之中和，吾知人以胃气为本，脉以和缓为良。《脉经》曰"四至五至，平和之则"，亦欲胃脉和缓之理也。然又考之，凡缓脉之见，不可见于纯缓，如缓而兼四时之脉可也，缓而兼五脏之脉亦可也，否则徒缓而不兼，犹《脉经》所谓"但弦无胃气曰死"，"肝脉纯缓者亦曰死"。又曰"缓脉关前搐项筋"，缓者，迟缓也。心脉缓，是谓阴乘阳位，有为筋搐之兆。"当关气结腹难伸"，亦缓者，迟滞也。关脉缓，主气滞而稽迟，有为腹胀之症，而气亦难伸之意也，二者之间故有迟缓之别，非曰和缓而合胃脉之论也。虽然仲景云：伤寒以缓为和，主病退；杂症以缓为迟，主病进。此缓之脉又不可以侧推者矣。诊治之下，若以缓而推治其详，然则缓而和者曰平，缓而迟者曰病。

附缓脉形症本旨

左寸脉缓，左寸者，心也。心脉宜急而不宜缓，心脉缓则心气稽迟而不行，故曰"缓脉关前搐项筋"。

右寸脉缓，右寸者，肺也。肺主皮毛，若肺脉缓而不舒，故曰"缓即皮顽之候"。

左关脉缓，左关者，肝也。肝主畅茂条达，反见缓脉，有不能发越其气，故曰"当关气结腹难伸"。

右关脉缓，右关者，脾也。缓为脾家之正脉，故曰"顺时脉缓慢"。

左尺脉缓，左尺者，肾也。肾脉缓则肾不得令，土乘水位，故曰"夜间常梦鬼随人"。

右尺脉缓，右尺者，三焦也。三焦主火，而见缓脉，是谓邪风积气来冲背，故曰"肾间生气耳鸣时"。

缓脉体状

缓，不速也，来往纤缓，不得通畅，气血衰弱之候，故曰缓。

缓脉主病

缓为风，缓为虚，缓为弱，缓为痹，缓为湿，缓为痛不能移，缓为项强，缓为脚弱不能行。

浮缓为风，沉缓为气血虚，弦缓为表不尽，洪缓为虚火，迟缓为逆冷，浮缓为不仁，"三部俱缓脾家热，口臭胃翻长呕逆，齿肿断^①宣注气缠，寒热时时少心力"。

涩脉论

夫涩脉者，盖涩滞也。脉所以荣行经络，今则涩滞而不行，非惟内无所养，亦且外无所荣，而积血亏虚之症必生矣。《脉经》曰"涩则元虚血散之"，又曰"妇人有孕胎中病，无孕还须败血成"，此论涩脉之理亦甚明矣。

吾尝因是而推之，涩者血之虚也，而必以补血为要；涩者气之少也，又必以养气为先。又若浮涩者血虚而生风，沉涩者血虚而气滞，弦涩者血虚而生热，迟涩者血虚而生寒，濡涩者血虚而乘湿，短涩者血虚而少气，缓涩者血虚而无力，微涩者血虚而气弱。又有涩数者血虚而动火，涩滑者血虚而生痰。此涩之为病也，然则治者当先调其血室，使血无所亏；次养其精血，使血从气化，夫如是，余症自可痊矣！非所谓治涩之妙法乎？

附涩脉形症本旨

左寸脉涩，主血虚也，乃心血虚也，故曰"涩无心力不多言"。

右寸脉涩，主气少，乃肺气少也，故曰"涩而气少"。

左关脉涩，乃肝虚不能藏血，故曰"涩则元虚血散之"。

右关脉涩，乃脾虚不能裹血，故曰"食不作肌肤"。

左尺脉涩，乃精血不足，故曰"脉涩精频漏"。

---

① 断：据文义当作"龈"。

右尺脉涩，乃下元虚冷，故曰"体寒脐下作雷鸣"。

涩脉体状

涩，不滑也。虚细而迟，往来不利，三五不调，如雨沾沙，如刀刮竹，为气虚血少之候，故曰涩。

涩脉主病

涩为气虚，涩为血少，涩为吐衄过多，涩为伤精损血，涩为妊娠不安，涩为经漏。

迟脉论

夫迟脉者，主气血之稽迟也。又曰迟为寒气，血因寒之所袭，则稽留而不荣，有似迟之兆也。吾闻迟之为病，皆因内伤生冷寒凉之物，外涉水冰阴寒之气，或中于脏腑，或入于腠理，或气血稽迟不行，故名之曰迟。《脉经》有曰"三至为迟，迟则为冷"，乃真知迟之为病而断其脉之如此者也。又曰迟为冷、非为寒也，盖寒则外感，冷为内伤，外感者谓外感风寒，内伤者谓内伤生冷，今迟脉既见而生内寒之症，其病心腹绵绵攻痛，手足逆冷，或恶心呕吐，或自利霍乱，或食欲不化，是皆寒伤于内之症也。有见迟脉者也，治宜温中散寒之剂，如人参理中汤、四逆汤或重则附子理中汤主之。非若外感之症，头疼体痛，恶寒发热，有用发散之药，如脉之紧盛者用也。临症之时当宜慎之辨之，治无谬矣。

附迟脉形症本旨

左寸脉迟，主上焦有寒，故曰"寸口脉迟心上寒"。

右寸脉迟，主肺受风寒，故曰"迟脉人逢状且难"。

左关脉迟，肝气逆也，故曰"逆时主恚①怒"。

右关脉迟，脾气冷也，故曰"当关腹痛饮浆难"。

左尺脉迟，迟为肾脏虚冷，故曰"厚衣重复也嫌单"。

右尺脉迟，迟为三焦停寒，故曰"迟是寒于下焦"。

"三部俱迟肾脏寒，皮肤燥涩发毛干，梦见神魂时入水，觉来情思即无欢"。

迟脉体状

迟，不数也，以至数言之，呼吸之间脉来三至，减于平脉一至，为阴盛阳亏之候，故曰迟。

迟脉主病

迟为冷，迟为厥逆，迟为腹痛，迟为呕吐，迟为自利，迟为霍乱，迟为筋挛，迟为亡阳，浮而迟为表有寒，沉而迟为里有寒。

大抵迟之为病，在寸为气不足，在尺为血不足。然而气不足，为气寒则挛缩也，血不足，为血寒则脉泣也。

伏脉论

夫伏脉者，元气伏于内也，指下寻之全无，再再求之，不离其处，曰伏。又曰按之至骨曰伏，亦曰伏脉。谷亏不化，又谓阳极似阴曰伏，此伏之见脉而元气亦伏者也。吾见饮食入胃，不能健运，有为内寒所结，外症腹痛恶寒，手足厥逆，吐利并作，其脉必伏，此伏之一也；又有阳极似阴而真元存伏，有似脉脱之象，用意求之，隐然

---

① 恚（huì 会）：恨，怒。

而见，至极之处，此伏之二也；亦有阳虚之人，元气不能发越，脉来空虚，存伏至骨之间，此伏之三也；又有偶中之症，卒然而仆，痰涎壅盛，昏不知人，其脉必伏，此伏之四也。大抵脉之伏者，非为死症；而治伏之法，犹当细推。不可因其无脉而疑惧于施治之下，不可因其脉不应手而忽略于取舍之间。治者临症之时，能推详隐微之地，而深究活法之余，得病者自有转死回生之妙矣。

附伏脉形症治法

左寸脉伏者，阳极以阴之症，宜以抑阳转阴可也，与之升阳散火汤。

右寸脉伏者，气郁生痰之症，宜以清痰开郁可也，与之枳桔二陈汤。

左关脉伏者，中气厥逆之症，宜以清气宽中可也，与之香砂二陈汤。

右关脉伏者，偶中食肉之症，宜以调中消导可也，与之曲药二陈汤。

左尺脉伏者，阴虚阳伏之症，宜以滋阴抑阳可也，与之补中益气汤。

右尺脉伏者，阳虚阴伏之症，宜以抑阴壮阳可也，与之十全大补汤。

如两手各有伏脉，必审其见于何部，配偶何经，参而互之，此伏脉可以断其亲切而无失矣。

虚论中有伏脉之意，临症之时，又不可不审。

《脉经》曰"积气胸中寸脉伏"，此为两手寸脉之伏也；"当关肠澼常瞑目"，此为两手关脉之伏也；"尺部见之食不消，坐卧不安还破腹"，此为两手关尺脉之伏也。

伏脉形状

伏，不见也，轻手举之，绝然不见，重手取之，附着于骨，为阴阳潜伏，关格闭塞之候，故曰伏。

伏脉主病

伏为积聚，伏为霍乱，伏为疝瘕，伏为厥逆，伏为木气，伏为卒仆，伏为阴阳不得升降，伏为痰饮，伏为饮食不化，伏为阳极变阴。

濡脉论

夫濡脉者，濡乃软也，有为阴湿之症，当静思之。此脉在按之之下，轻手诊之固不可得，重手按之又难可知，惟寻之稍久，指下隐隐而来，有如短弦之状，忽然少许又不知也，待存而诊之又若如是，此濡脉之形状也。其症头重昏运，中气胀闷，腰背酸疼，腿足沉重，肢体倦怠，或咳嗽有痰，或脚气呕逆，或吐泄自汗，是皆阴湿之发，亦皆濡脉主之也。宜以驱风燥湿之剂，使风能胜湿可也；切勿发汗，多汗则湿愈重也。又不可用苦寒太多，用寒则湿愈胜也。亦不可因其脉之似虚大用补剂，用补则湿不能越也。尤不可因其湿盛而用淋洗，用洗剂湿愈大也。大抵治湿之法，不可例推，而去湿之药不可枚举。如湿在上者，宜汗之；在下者，宜利之；在中者，宜散之；初发者，宜用风药，风能胜湿可也；久病者，宜用补药，正胜则邪退也；有水兼因①利药，利水则湿行也；脾虚当用补剂，用补则脾实也；热当用苦寒，用寒则热清也。又谓湿在心经，宜清热利水；湿在肺经，宜清金利水；湿在脾经，宜实脾利水；湿在肝经，宜伐肝利水；湿在肾经，宜温经利水。亦有胃经之湿，消导行湿可也；胆经之湿，清凉散湿可也；膀胱之湿，渗利清湿可也；大肠之湿，利水燥湿可也；小肠之湿，开泄引湿出也；三焦之湿，从其上、下、中治者也。此所谓治湿之法，得湿之病，皆从濡脉主之也。诊治者理当因是而推，则变化可测其源，而治病无不神验者哉。

附濡脉形症本旨

左寸脉濡，主上焦有湿，如头眩昏晕冒，起则欲倒，或呕吐涎沫之症。

右寸脉濡，主肺受风湿，如咳嗽有痰，脑②胁不利，背膊缚紧，头重昏冒之症。

左关脉濡，主胁肋作胀，呕吐涎沫，精神离散，气胜喘急，气虚少力之症。

右关脉濡，主脾胃不和，腹中作胀，大便虽利而便涩，小便不利而短少，痰涎不嗽而出，自汗不发而来，口中无味，寒热乍往，若脾虚之症，实不虚也。

左尺脉濡，主下焦有湿，腰疼重坠，步履艰难，小便带浊，腿足酸疼，脚气时发，寒热往来等症。

---

① 因：凭借，依靠。
② 脑：据文义当作"胸"。

右尺脉濡，主下元冷结，肠鸣泄泻，瘕疝时发，阴汗癫痒及瘘痉厥逆等症。

濡脉形状

濡，无力也。虚软无力，难以应手，如棉絮浮水之中，轻手似有，重手即去，为湿伤气血之候，故曰濡。

此脉多见于三部。若三部空脱之脉，但形症未见死象，如有湿病前见，当将三部之下仔细举按，用心潜求，或少得些些短弦微数之体，即濡脉。也不可因其无脉舍之而不求，不可因其空脱弃之而言死，如得是脉，外见湿症，即与二陈汤加苍、朴、香附、白术、枳实、黄连最妙，屡验。

濡脉主病

濡为湿，濡为少气，濡为湿伤血室，濡为泄泻，濡为痰，濡为眩晕，濡为自汗不止，濡为胀满，濡为渴，濡为气急，濡为饮食不入。

弱脉论

夫弱脉者，乃元气之虚弱也。《脉经》曰"关前弱脉阳道虚"，盖阳虚之症显脉弱也。"关中有此气多粗"，主脾胃不和，口多粗气也。"若见尺中腰脚重，酸疼引变上皮肤"，此尺弱之脉，主下元虚极，精髓衰败，血气不能周济故耳。《易》曰：内实外虚，如鸟之飞，其声下而不上，正此意也。吾尝考之弱脉，盖弱者不盛也，阴虽存而阳不足，无刚健牝①马之象，但势力衰弱之体，故轻手按之，怯怯弱弱，重手按之，濡濡软软，有若阿阿缓弱之形，有似吹毛扬扬之势，轻浮而不实也，体弱而不空也。其症元本不足，气血亏虚，真阳失守，阴无所附，以致头眩体倦，精神短少，四肢乏力，脚手酸疼，脾胃不和，口多粗气，自汗盗汗，遗精梦泄。治宜益元壮阳、添精补髓之剂，如十全大补汤、补中益气汤或虎潜丸、大补丸择而用之，使阳刚复位，气血冲和，自然不弱者矣。

附弱脉本旨

左寸脉弱，主阳虚，《脉经》曰"关前弱脉阳气微"。

右寸脉弱，主气虚，《脉经》曰"只为风邪与气连"。

左关脉弱，主血虚，《脉经》曰"弱则血败，立见倾危"。

右关脉弱，主脾虚，《脉经》曰"关中有此气多粗"。

左尺脉弱，主肾虚，《脉经》曰"生产后客风面肿"。

右尺脉弱，主三焦气虚，《脉经》曰"酸疼引变上皮肤"。

弱脉体状

弱，不盛也。沉极而软，怏怏不前，按之欲绝未绝，有似回避之状，再按如此，深按亦如此，曰弱。皆由气血之不足，精神之亏损，伤精乏力之候，故脉弱。

弱脉主病

弱为痼冷，弱为虚汗，弱为痿痉，弱为厥逆，弱为血

---

① 牝（pìn聘）：雌性的鸟或兽，与"牡"相对。《易·坤》卦辞"利牝马之贞"，坤为阴。据文义，似当作"牡"。

虚，弱为气少，弱为乏力，弱为伤精，弱为耳闭，弱为眩晕，弱为多汗，弱为损血。

大抵弱之为病，不出乎气血不足、精力短少之症。有天禀赋弱而一生脉之弱者，大率其人多病，常令补血养气方可。有年老气衰脉势之怯弱者，此老人之正脉，不论有病后元气不复，脉势多弱者，宜当大补气血。有汗下后损伤元气，脉势虚弱者，犹宜温养正气。噫！弱之见症，老得之为顺，少得之为逆，不可一途而论也。又有斫①丧太过，脉势虚弱者，宜以大补元气。或有脾虚不足、内伤元气，脉势怯弱者，宜以和中健脾。设或湿不清，热不见，其脉必弱，又不可大用补剂，用补则湿愈盛也，而脉不复于弱乎？治者当因其病而调之，亦有不可拘于脉也。

---

① 斫（zhuó 卓）：原书此处模糊，据文义当作"斫"，大锄，引申为用刀、斧等砍；"斫丧"喻摧残、伤害，特指因沉溺酒色而伤害身体。

卷之七

脉经九道

长脉论

夫长脉者，脉之长大者也。举之有余，按之益大，满度三关，如持竿之状，曰长。《脉经》曰：主浑身壮热，邪闭腠理之症，可表而已。又曰：阳蓄三焦，郁烦不清。然有此脉，治者欲开其郁，亦汗而已。又有阳邪大胜，火发三焦，身热脉大，满度三关，故谓出三关者曰长。治宜火郁发之，亦可大汗而已。临症之时，不可因其脉大善用苦寒，不可因其脉长破损元气。大抵火不与折，元不宜损，用折则火愈胜，损元则脉不复。如用解表之剂，是谓开发腠理，使邪气从此而出，火热因汗而散，其脉自和，不长者矣。

附形症治法

左寸脉长，左寸者，心也。心脉长，长而为心家本脉，治当平心火自可，如用黄连泻心汤之属。

右寸脉长，右寸者，肺也。肺脉长，主肺气盛而为咳嗽喘急之症，治宜三拗汤发泄其邪可也。

左关脉长，左关者，肝也。肝脉长，主肝气有余而为胀满、中气不清之症，治宜枳桔二陈汤加紫苏、山楂之类。

右关脉长，右关者，脾也。脾脉长，主脾火太旺而为嘈杂吞酸吐酸之症，治宜二陈汤加干葛、白术、姜汁炒黄连之类。

左尺脉长，左尺者，肾也。肾脉长，主相火旺而为阳强壮热之症，或淋沥癃闭，小腹急满而不通，治宜补中益气汤加发散之药。

右尺脉长，右尺者，三焦也。三焦脉长，主三焦火动而为头面大热、目红身肿之症，治宜火郁汤或升阳散火汤可也。

长脉形状

长者，长也。如持竿之状，长出三关者也。若一部脉长，就于本部长，余部皆不及也；若一手脉长，主三部之中，长出三部也，故曰长。

长脉主病

长主火，长主热，长大而为身热，浮长而为风热，洪长而为火热，浮大而长为之肺热，洪大而长为心热，紧大而长为之郁热，滑大而长为痰热。

短脉论

夫短脉之势，脉之短小是也。盖脉之短小，此元气之短缩者也。吾见中间有、两头无，如累累之状，曰短，又曰不及。本位曰短，小而有力曰短，此短之见于三部，主阴中伏阳，阳邪不能舒畅，郁结于其中。其症中气不清，四肢拘急，发热恶寒，呕吐恶心，大便积滞，小便短少，甚则腿足沉重，步履艰难，腰背无力，或疝，或瘕，或积聚痃癖，或痈疽肿毒疮疡等症生矣。然其脉皆见于短也，大抵短者脉之短小，由邪气之拘缩，血气之不利也。故凡诊视之下，当其短脉之见，不可视其短缩有为不足，不可断其短小有为虚弱。但阴中伏阳，不能舒郁，有短小之象，见于三部不能接续，有累累之状，故名之曰短。非若滑脉如珠之累，有同短脉之累也；非若涩脉之体，有似短脉之象也。《脉经》曰"短于本部曰不及，短复迟难为涩脉，休将短涩一般看，短自时长滑时涩"，此短脉之势，短而且壮，但不及本位，有壮实力盛之体也，故曰短。又曰"短脉阴中有伏阳"，主下而已；"大泻通肠必得康"，亦此意也。

左寸脉短，主中气不清，心膈郁闷，或惊悸怔忡，小便黄赤，治宜清心降火之剂，如用黄连、山栀、归、芎、枳、桔之属。

右寸脉短，主肺气不利，咳嗽有痰，气急作喘，治宜清痰理气之剂，如枳桔二陈加芩、连、山栀之属。

左关脉短，主肝气衰弱，胁肋作疼之症，盖肝脉主弦长，今则弦短，岂不肝之虚也，治宜当归、芍药、黄连、青皮、柴胡、山楂之类。

右关脉短，主脾胃内伤，饮食劳倦，胸膈作胀或霍乱，不得吐泻，腹中作痛，呕逆不止，治宜苍朴二陈汤加芩、连之类。

左尺脉短，主腰肾无力，步履艰难，小便短少，小腹作胀，治宜归、术、芩、栀、茯苓、木通之属。

右尺脉短，主三焦火动，发热恶寒，头眩耳鸣，痰涎

五三

壅盛，治宜三黄石膏汤或三黄丸亦可。

短脉形状

短，不及也，按之指下益实，但不及本位，如累累短束之状曰短，又曰小而有力曰短。

短脉主病

短为伏阳，短为干呕，短为便难，短为癥瘕，短为积聚，短为内伤，浮短为肺伤，弦短为肝伤，短促为虚喘，短数为虚热。

虚脉论

夫虚者，不实也。大而无力，指下寻之不足，有缓缓弱弱之象，稍重按之，又空寐也，忽无举之亦来，如是此虚脉之体也。主气血两虚，真元亏损之症。盖见气虚则脉来缓弱，血虚则脉来空寐，其症寒热往来，时时不定，心中恍惚，遇事多惊，头眩体倦，坐卧不宁，四肢乏力，精神短少，若惊悸怔忡，健忘之症生矣。治宜调养气血，固益真元，使血气复而不虚，真元固而不散，其脉自实而不虚矣。故曰"恍惚心中多惊悸，三关定息脉难成，血虚脏腑生烦热，补益三焦便得宁"。

附形症治法

左寸脉虚，主心虚血不足。若惊，若悸，若怔忡健忘之症，治宜养心汤或定志丸可也。

右寸脉虚，主肺虚气不足。若嗽，若喘，若气急胸闷之症，治宜参麦散或款花膏可也。

左关脉虚，主肝虚不足。或吐血咯血，或目盲眼花，或头眩欲倒，治宜四物汤加参、术、生地、童便治之。

右关脉虚，主脾虚不足。或吐，或泻，或饮食不入，或疟痢病久，治宜人参养胃汤，或参苓白术散亦可。

左尺脉虚，主肾虚不足。房劳太多，精血失守，或遗精梦泄，小便遗溺，治宜十全大补汤、虎潜丸可也。

右尺脉虚，主三焦劳力太过，元本虚弱，以致头晕目眩，精神不足，四肢乏力，怠惰嗜卧，若伤力之症，宜以补中益气汤或十全大补汤可也。

虚脉形状

虚者，空虚也，指下寻之，举之有，按之无，如缓弱无力之象，故曰虚；又曰或大，或小，或长，或短，举按皆无力也，亦曰虚。

虚脉主病

虚为劳瘵①，虚为惊悸，虚为恍惚，虚为怔忡，虚为失血，虚为损气，虚为惊风，虚为少气，虚促为喘，虚数为热，虚弱为不足，虚弦为破伤风，虚滑为冷痰，虚涩为少血。

促脉论

夫促脉者，脉之疾促并居寸口之谓也。盖促者，数之胜数者。促之源先数而后促，此至数之极也。《脉经》曰六至为数，数即热症，转数转热，正此谓也。又曰数促之象，穷穷数数，连至并来。关尺之气，皆入于寸或尺脉，

---

① 瘵（zhài债）：病，多指痨病。

不见而止；见于关寸之脉，或关尺之脉，不见而止；见寸部之脉，有急数疾甚之至也，故曰促。此脉皆因元气衰败，真阴失守，使阳无所附，邪正妄行上焦者也。主咳嗽气促，喘急太甚，冷汗时来，手足厥逆，痰涎不利之症，宜以调摄阴阳，和平气血，治之可也。不可因其气胜断为有余，反加破气下气之药；不可见其气有不足，再用补气益气之剂以助气盛者也。戒之，慎之。大抵此脉之见此症多死。凡人初病之时，并无此脉，但病久、房劳以致阴虚太盛，或汗下太过以致真元失守，或痰涎不利以致关格壅盛，或服金石之药以致元气下陷，或食猛毒之味以致邪气上壅，皆能令脉见促者矣。治者断促之脉，渐加即死，渐退即生；又曰实促可治，虚促难治；长促可治，短促难治；微促可治，疾促难治。或促脉之见，面青而手足厥冷者死，面白而汗出如油珠者死，面红而痰涎壅盛者死，面黑而无精彩有神者死，面黄而声气不接续者死。

附脉症治法

左手寸脉促者，主血虚不足。或呕吐咯衄损伤心血，或劳竭心肾以致精髓枯涸。但虚气上乘、关尺不见、惟存寸脉促者，有根蒂，可治。与之平补之剂，兼以和血之药。如无根蒂，散乱而疾促者，死。

左手寸关脉促者，主怒气伤肝，邪气太盛之故，治宜清气和中，如二陈汤去半夏，加贝母、麦冬、黄芩、当归、山栀等剂。

右手寸脉促者，主咳嗽气喘，痰涎壅盛，宜以清痰理气之剂，如二陈汤加枳、桔、白术、厚朴、山楂、黄芩、山栀等药。脉势散乱，痰促汗出如油，面青肢冷，言语不利，遗溺百合等症者不治。

右手寸关脉促者，主中满喘急，或有痰无痰，或服金石猛毒所伤，治宜和中养气之剂，如六君子汤加黄连等药。若脉势虚促，两手空脱，饮食不入，周身作痛，冷汗时来等症者，不治。

两尺无促，盖促者促于上也，尺居下部何以促下，大抵尺脉之疾，言数而不言促也。

促脉形状

促者，疾促也，此数之甚也，一息之间，十余至也，《脉经》曰"八脱九死十归墓，十一十二绝魂瘥"，皆促之谓也，故曰促。

促脉主病

促为喘，促为自汗，促为厥冷，促为短气，促为痰壅，促为气绝，虚促不治，短促难治，渐退即生，渐加即死。

结脉论

夫结脉者，脉之气结者也，因气之并结也，故脉来三至而歇，五至而止，或三至、五至、十至连连而歇，或廿至、三十、四十至间忽而止，此所谓不匀之歇至也，故曰结。此脉皆因大怒不出，郁闷日久，气滞不能疏通，结而不散，以致歇至之见，但歇而不匀也。又有痰结脉络，血不能流，气因之而稽迟不行，故脉来不得顺利，以致歇至暂忽，且来亦歇而不匀者也。治宜清气豁痰为主，使气清而痰豁，自然不歇者矣。故经曰"积气生于脾脏傍"，积气者，结气也。"大肠疼痛最难当"，痰气之不行也。"渐宜稍泻三焦火"，气有余即是火，宜为①火则气清也。"莫谩②多方立纪纲③"，不必他论而再求也，此理甚明矣！故曰"三阳结，为之隔。三阴结，为之水"，又曰结阳肢肿、结阴便血。噫！气结则病结也，病结则脉结也哉！

附脉症治法

左手寸脉结，此心经郁闷，不得舒畅，倦卧日久致脉结矣，治宜枳桔二陈汤加黄连等剂。

右手寸脉结，此肺气不和，痰涎壅闭，关格阻碍，以致脉结者矣，治宜枳桔二陈汤加黄芩、山栀之属。

左手关脉结，此怒蓄于肝，胸胁作胀，中气作疼，以致脉结者矣，治宜二陈汤加香附、青皮、山栀、山楂。

右手关脉结，此脾胃不和，饮食阻滞，郁结成痰，聚而不散，则脉结矣，治宜二陈汤加山楂、厚朴、枳壳、桔梗等剂。

左手尺脉结，此房劳太盛，久练不泄，以致小腹急胀，小便作疼，则脉结也，治宜补中益气汤可也。

右手尺脉结，此因劳役过多，元气失守，精血耗损，以致脉结者矣，治宜十全大补汤可也。

结脉形状

结者，气血之结滞也，至来不匀，随气有阻，连续而

---

① 为：疑为泻之误。

② 谩（mán 蛮）：瞒哄，欺骗。

③ 纪纲：法度，纲领。

止，暂忽而歇，故曰结。又谓三动一止，或五、七动一止，或十动、二十动一止，亦曰歇。此歇者，不匀之歇至也，其病不死，但清痰理气自可。

结脉主病

结阳肢肿，结阴便血，三阳结谓之隔，三阴结谓之水，一阳结谓嗽泄，一阴结谓不月，二阴一阳胀满善气，二阳一阴病发风厥，一阴一阳内结喉痹，二阴二阳痈肿痿厥。

代脉论

夫代脉者，一动大来，连至小动二三而疏散也，指下寻之动而复起，再再寻之不能自还，亦复如是，故名之曰代。此因元气虽有，邪气克伐，正气不能舒张，脉来懈怠而不收也。其症皆因湿热并结，痰涩不利，气滞不行，来往壅塞，有气胜之状，而无气胜之还，是则有头无尾之脉，有成无收之症。治者当宜清热去湿，降痰理气，如平补之剂佐以疏利之药，治无不效，而脉无不和者矣。若代脉看为口不能言，形体羸瘦，有为不治之症，则"三元正气随风去，魂魄冥冥何处拘"，此为必不治之脉也。以吾论之，然代脉之治，不可必论其死。观此脉之势，初然大动有力，次则二、三无力也。以二、三无力，元气疏散，固不可治；若初见有力，亦可治也，岂可舍其生意而坐视待其危亡者乎！在治者，必将大动之气为主收敛，二、三疏散之气已回，然后调平脏腑，和顺脉络，治无不生，而效无不验者尔。

附脉症治法

左手脉代者，主胸闷腹胀，气急喘嗽之症，治宜二陈汤加白术、当归、黄连、枳实等剂。

右手脉代者，主咳嗽有痰，自汗自利之症，治宜二陈汤加厚朴、白术、香附、苍术等剂。

代脉形状

代者，止也，止若歇至也，但歇而不匀，又疏散也，《脉经》曰"指下寻之，动而复起，再再不能自还"，故名之曰代。

代脉主病

代主气促，代主胀满，代主大小便不利，代主痰涎，代主喘息，代主自汗自利。

牢脉论

夫牢脉者，坚牢而实大也。此脉多见于伤寒已表之后，或中风不语、发直之前，或痈疽肿毒将溃之时。得此脉者，邪气入于脏腑，牢而难出，攻激气血，百节疼痛，身热大发。此谓必重之脉也，何也？且如伤寒表汗之后，当得脉和，是谓风从汗泄，邪从汗解也。今得大汗之后，身热不解，脉反大而坚劳，此所谓正气虚而邪气愈入也，必为难治之症，遇后转重。人知中风所发之时，脉势宜缓，今则不缓而反坚牢实大之见，此谓风邪中于脏也，故见发直不语之症，亦难治矣。又如痈疽肿毒未溃之时而见此脉，待溃发泄其气，而脉必和。若已溃而邪从外出，又得此脉，则正虚而邪入内盛，在后必重，为难治也。治者详之，余症仿此。如平人亦不可有此脉，遇此则火热必发，风痰必起，偶然而中，卒然而仆，亦难救矣，可不谨之谨之？

附脉症治法

左手牢脉者，牢主风寒不清，邪入于里之症，汗后难以再发，和解亦难病退，宜以温养之剂，和平气血，则脉可转为不牢矣，大率伤寒转牢必难治也。

右手牢脉者，牢主痰涎壅盛，邪中于脏，牢而难出，有见发直摇头，耳聋目闭，失音不语等症，治宜开痰驱邪可也。若中脏之症，其治多难，虽有二陈续命等剂施之，百无一生者也，慎之。

牢脉形状

牢者，坚牢也。邪入于内而难出，以致脉势实大，坚而有力，故曰牢。如牢狱之中牢固罪人者也，其邪何出？欲扶正而逐邪，则正虚之人不助其正而反助其邪，使邪反盛，何益之有！

牢脉主病

牢主大热，牢主痰壅，牢主身痛，牢主喘促，牢主郁结，牢主大汗后身热，牢主表未解，牢主痈疽肿毒欲溃，牢主积聚痞气时发。

动脉论

夫动者，动也，厥厥动摇而连部动也。何也？寸部一动，关部一动，再再寻之，不离其处，不往不来，如是寸关次第而动，故名之曰动。非若平和之脉，三部大小而一体动也。成无己曰：阳出阴入，以关为界，脉之所动，阴阳之相搏也。仲景曰：阳动则汗出，阴动则发热。阴阳相动、阴阳相搏而发热汗出也。《内经》曰"阴虚阳搏谓之崩"，《本经》曰"血山一倒经年月"，亦此意也。阳实阴虚为妊子，故少阴脉动为妊子也，明矣！大抵动脉之见，非谓平和之脉也，然阴阳相搏，有不平之理；寸关各至，有不和之情。所以体弱虚劳多有之，劳则气盛而血虚也；崩中下血多有之，崩则血虚而气盛也；血痢气滞多有之，痢则气滞而血弱也；风寒气郁亦有之，寒则搏于气也。在诊者明之，余症仿此。若谓五十动而一止，一十九动忽然沉，两动一止或三四，三动一止六七死，此言虽动之脉，有为歇至之论，非若动脉之势，有为寸关互相动也。

附脉症治法

左手脉动者，此阴搏于阳也，主一身尽痛，恶寒发热，肢体劳倦之症，治宜二陈配四物可也。

右手脉动者，此气搏于血也，主体弱虚劳，崩中血痢之症，治宜四物配四君子可也。

动脉形状

动者，至也。寸一动尺一动至也，此脉动至不平，或寸关而参互，或关尺而交错，至至相同，每每不反，故曰动。

动脉主病

动为惊，动为痛，动为虚损，动为泻痢，动为血崩，动为汗，动为热，动为吐。

细脉论

夫细脉者，脉之极细是也。指下寻之，细细如线，往来微小，曰细。又并脉之论，一曰沉细，二曰微细，三曰虚细，四曰濡细，皆不足之阴脉也。又曰沉细而滑，主痰之不利；濡细而短，主湿之不清；虚细而微，主乏力少气；微细而弱，主足胫髓冷；此细脉之主病也。《内经》谓细为血少，《脉经》所谓"形容憔悴发毛干"也。又谓失血之症，宜细而不宜大也；汗下之后，宜细而不宜紧也；肥人之脉，宜细而不宜洪也。又有瘦人之脉，宜大而不宜细也，细则元本虚弱，精髓不足，气血衰少，故经曰"乏力无精胫里酸"也。若细脉秋冬之见，细又无集①于事也。秋脉毛，秋令之脉若秋毫之末锐也，故曰细。冬脉石，冬令之脉，若水凝如石，脉沉细也，亦曰细。此谓时令相应之脉，甚有益于元本。《脉经》曰"若逢冬季经霜月，不疗其疴必自痊"，正此谓尔。诊者切得斯脉，不可必为不足之论，不可断为难治之脉，惟当因人而施，因时而取。但夏令而得斯脉不可也，此为水克火也。瘦人而得此脉亦不可也，亦为虚损极也。治当详之，斯勿误矣。

附脉症治法

左寸脉细，主心气不足，或惊或悸，治宜养心汤、归脾汤之属。

右寸脉细，主肺气不足，或嗽或喘，治宜清肺饮、二

---

① 集：成功。

陈汤加归、术、麦冬之剂。

左关脉细，主脾气不清，或吐或利，治宜参苓白术散或二陈汤加参、术、香砂之类。

右关脉细，主肝气不和，或郁或满，治宜越鞠丸或二陈汤加白术、当归等剂。

左尺脉细，肾经之正脉也，肾脉宜当沉细，可用补中益气汤。

右尺脉细，主命门火衰，治宜大补之剂，如十全大补汤可也。

细脉形状

细，不大也。细者细如一丝也，如线之状，细而沉实，此细之正脉。设或浮散而虚弱，此元气不足，乃兼细之，不可也。如丝之状有为失气血之脉。设或细而有神，按之坚牢，有为不死之脉，又可扶气，则脉复也；如或萦萦来如蛛丝细，亦为不治之脉，《脉经》曰此脉定知阴气微也。若细脉之势见于秋冬可也，见于春夏不可也；见于尺部可也，见于寸关不可也。《脉经》曰：沉细可治，浮细不可治；微细可治，细数不可治，正此之谓欤！

细脉主病

细为痛，细为不仁，细为无力，细为虚，细为弱，细为厥逆，细为气血不足，细为伤力，细为内损，细为精血失守。沉细为冷，微细为寒，细数为热，细滑为虚痰，细弱为阳虚，弦细为吐，濡细为湿，虚细为冷汗出，细促为喘即死。

总　论

　　夫人身之元气，犹天地之太极。天地有两仪而分阴阳，人身有荣卫而生气血。天地自两仪而生四象，化为六十四卦也；人身自荣卫而生迟数，以变七表八里九道之脉也。何也？间尝窃取《脉经》之旨"一息四至号平和，更加一至太无疴"，又曰"四至五至，平和之则。三至为迟，迟则为冷。六至为数，数即热症。转迟转冷，转数转热，在人消息，在人差别"，此千载不易之法，而医家当揆度①之理。今将迟数为主，借以有力无力之象，化为浮沉之脉，又以浮沉迟数之体而化为七表八里九道，以成二十四脉也。殆见浮而清者长也，浮而浊者紧也，浮且清者芤也，重且浊者洪也，清浊相兼者滑也，沉而清者微也，沉而浊者涩也，轻且清者濡也，重且浊者伏也，清浊相兼者实也，迟而清者缓也，迟而浊者代也，轻且清者弱也，重且浊者短也，清浊相兼者结也，数而清者弦也，数而浊者促也，轻且清者细也，重且浊者动也，清浊相兼者牢也。惟有数脉一道，《本经》未收。叔和曰"弦脉之体，状若筝弦，时时带数曰弦"，可见弦即数也，数亦弦也，虽曰弦数各有其条，但有弦之处而无数也，弦乃数之本，数乃弦之末。是故《本经》言数之脉而附弦脉之下也，故不再赘。若夫断脉之法，当以平和者勿论，而以表里虚实寒热之见于症者，参而断之，且如迟为冷，数为热，浮为

---

　　① 揆（kuí 魁）度：揣测；估量。

风，沉为气，洪为火，紧为痛，濡为湿，伏为极，微为血虚，弱为气少，滑为痰呕，实为郁结。缓虽为和，而迟缓亦为不足。涩虽血虚，而涩数亦为气少。长为壮热而可汗，短为伏阳而可下。虚为惊悸而可补，弦为积聚而可散。动为血崩，细为失精。芤主失血，因内气不充而曰芤。代主歇至，因元气耗散而曰死。促主气逆，渐加死而渐退生。牢主坚牢，寒入于内，则牢而难出，如汗后之症反大热而脉紧盛者，此为坚牢之脉，而后必难治，临症详之不可忽也。知此则七表八里九道而真知其精微之蕴奥，又浮沉迟数而更加变化以无穷，要在潜心于默识之间，而昭灼乎隐微之际，然后诊脉于指下。盖有高明之见，而超出乎人类之首矣，有志者其最诸。

校注后记

一、作者生平及成书背景

《脉经直指》作者方谷（1508—?），明代医家，钱塘（今浙江杭州）人，曾任钱塘医官。医术精湛，常与弟子讲解医理，多以《内经》及金元诸家为学术之本，其学术思想由其子方隅整理成《医林绳墨》八卷（1584年）。《脉经直指》将医理与方药一一配合，使补泻升降得宜，寒热温凉有准，后学"言谈有论，治病有法，切脉有验"。另撰《本草纂要至宝》（又作《本草集要》）十二卷，首论明经法制，用药权宜，次叙一百七十四味常用药品，末附药性赋，为临证实用药物纲目。

《脉经直指》成书于明万历二年（1574）间，当时医者治病多有虚实不论，补泻无法之弊，即如本书序中所言："今之愚者，徒知病之所来而就施药之所治，则虚实有不论也，补泻又无法也，此所谓实实虚虚，损不足而益有余。如此死者，医杀之耳！"所以作者为"使言谈有论，治病有法，切脉有验，而为高明之士不狭于人下者"，作此书"以明后学之愚，以引精微之地"。

对其成书年代有两种说法：第一，《中国中医古籍总目》《中国医籍大辞典》《中医古籍珍本提要》等指出《脉经直指》成书于明万历二年甲戌（1574）；第二，《中国医籍通考》《中医人物辞典》等记载，《脉经直指》约成书于明万历三十八年庚戌（1610）。但据《脉经直指》

文中提及的"万历甲戌仲夏一日钱塘后学医官方谷谨识",以及作者的出生日期（1508—?）推断，该书应成书于明万历二年甲戌即1574年。

二、版本流传调研

《中国中医古籍总目》中记载《脉经直指》有三个版本。一为明万历二年甲戌（1574）刻本，收藏于上海中医药大学和中华医学会上海分会图书馆；二为清乾隆五十二年丁未（1787）李源抄本，收藏于中国中医科学院图书馆；三为天一阁博物馆（宁波）手抄本。上海中医药大学藏本为残本，中华医学会上海分会图书馆藏本为七卷全本。前者页面残缺厉害，且字迹不清晰；后者页面干净，字迹清晰，比较后确定是同一版本。中国中医科学院图书馆收藏有清乾隆五十二年丁未（1787）李源抄本和复印本两个本子。手抄本只有四卷，为节选原书抄录而成，书后附《脉诀理玄秘要》，版本内容不完整且破损严重；复印本为中华医学会上海分会图书馆所藏刻本的复印本。宁波天一阁博物馆的手抄本也为四卷残本。由于该馆迁馆，本书暂未上架，无法查阅，但据馆内人员介绍，本书是四卷版本，且虫蛀较为厉害，后经实地调研后发现该版本和上述中国中医科学院图书馆手抄本一样，也为四卷残本。由于上述抄本破损严重，亟待修复，无法提供读者阅读，所以不能作为底本或校本。

余瀛鳌等主编的《中国古籍珍本提要》和《中国医籍大辞典》介绍《脉经直指》版本，与上述版本情况完全一致。通过以上文献梳理和现场调研，最终确定以中华医学会上海分会图书馆所藏明万历二年甲戌（1574）刻本为本次点校的底本，以南京中医药大学图书馆所藏清光绪十七年辛卯（1897）池阳周学海刻本《脉经》十卷为他校本。

三、著作内容及学术特色

方氏认为医之最难、最验者莫甚于脉，鉴于先贤所论之七表、八里、九道之脉理隐显莫测，不便于理解与实践应用，故撰此书。书中以脉经直指论阐明写作缘由，然后分别以脉经火论、脉经热论、脉经虚论等篇详细阐释自己的临证经验，并对各种脉象所对应的典型病证、治法、方药予以说明，条理清晰。不仅使先贤之七表、八里、九道之奥意融会贯通，且在脉、病、证、治、方药之间建立了具体的联系，为初学者结合脉学理论辨别证候、阐发病机、指导治疗、判断预后等方面提供了重要参考。

1. 沿袭《脉经》，以脉辨证

《脉经直指》沿袭《脉经》以脉辨证的方法，将左右两手三部的各种病态和脉形，与所主的相应脏腑病变所表现出来的证候以及治疗方法结合起来，形成了以脏腑辨证为纲，系统论脉的辨证方法。如介绍芤脉时，首先描述芤脉的体状，"芤脉者，芤似无力之滑脉也。缺然在指，重而按之又不见也，轻手举之宛然如前，此率气有余血不足也。盖血不能统气，有为傍实中空若芤之状也。又曰血为荣，气为卫，荣行脉中，卫行脉外，故气不失其所，常则外卫而坚确者矣。设若血有所亏，则血不能荣行脉道，但见外坚内虚，而为傍实中空之象，故曰芤"。然后结合左右两手三部病态和脉形，论述芤脉形症治法，如"左寸脉芤，主心血虚也，其症咯血吐血，宜以清凉和血之剂，如归、芍、生地、黄连、贝母、犀角、侧柏之属"。最后论述芤脉及其兼脉的主病，如"芤为失血，微芤为败血，实芤为积血，紧芤为瘀血，弱芤为崩血，芤暴为痛血，芤数为脓血，芤长为有余之症，芤短为不足之症，又谓：微芤为失血之少，盛芤为失血之多"。

2. 详述脉形，阐发病机

《脉经直指》对王叔和《脉经》的二十四种脉象进行了重新诠释，对脉形、脉象特征和气血与脉象的关系方面论述独到，便于行医者理解和临床诊断。例如对濡脉的描述，"夫濡脉者，濡乃软也，有为阴湿之症，当静思之。此脉在按之之下，轻手诊之固不可得，重手按之又难可知，惟寻之稍久，指下隐隐而来，有如短弦之状，忽然少许又不知也，待存而诊之又若如是，此濡脉之形状也"。

王叔和《脉经》中并无相似脉的辨析，作者结合临床所得，提出自己独到的见解，如浮脉和虚脉其脉形相似，皆浮于肌表，鉴别较为困难，而作者则做出十分精准的表述："夫浮脉者，浮在风，浮应肺，见于肌表之中，举之有，按之无也。今世以为虚者，非也。盖虚脉自见其虚，浮脉其势必浮，是故虚脉之状，或大或小，或长或短，举之有，按之无力也。浮脉之状，由其气盖于上，不大不小，不长不短，但势力轻浮，按之不可得也。"

3. 动态观察，综合推理

脉象是一个动态的变化过程，因人、因时而异，脉象作为身体内在环境的反映，自然也随疾病的变化而变化，所以在疾病的发展过程中，观察脉象必须结合病人自身体质、病史、环境、季节等，作出合理的判断。例如论弱脉主病和治法时，作者认为："大抵弱之为病，不出乎气血不足、精力短少之症。有天禀赋弱而一生脉之弱者，大率其人多病，常令补血养气方可。有年老气衰脉势之怯弱者，此老人之正脉，不论有病后元气不复，脉势多弱者，宜当大补气血。有汗下后损伤元气，脉势虚弱者，犹宜温养正气。噫！弱之见症，老得之为顺，少得之为逆，不可一途而论也。"又如作者在论述细脉时，认为："诊者切得斯脉，不可必为不足之论，不可断为难治之脉，惟当因人而施，因时而取。但夏令而得斯脉不可也，此为水克火也。瘦人而得此脉亦不可也，亦为虚损极也。治当详之，斯勿误矣。"

4. 引经据典，方证相应

在阐释脉象、鉴别脉形时，本书的典型特色是常大量引用《脉诀》《伤寒百证歌》等典籍中的相关歌诀，并与自己的见解互参互证。如作者在卷一曾指出：左寸脉盛，与风寒之证密切相关。依据为"左寸者人迎之位"，并指出这也正是《脉经》中的"人迎紧盛风邪炽"的含义。不仅如此，作者又进一步以脉测病，即此脉"主头疼体痛，恶寒发热，中气不清，四肢拘急，此乃寒伤太阳之经也"。接着又在方证相关原则下给出了具体方药，即"宜以清寒解表之剂，治之用参苏饮，甚则麻黄汤"。其他如对弱脉、迟脉、缓脉等相关脉象的具体论述，几乎一脉一引证，有证必有具体的方名或加减应用的药物组合，这样不仅使以歌诀传承的脉学理论的具体含义得到了明确阐释，也为自己见脉断病的临证经验提供了理论依据，更因理、法、方、药俱全而为后学者结合脉学理论辨别证候、阐发病机、指导治疗、判断预后等方面提供了重要参考，从而有助于实现其脉经直指、启迪后学之目的。

总 书 目

本　草